邹艳辉　王佳丽　陈琼　主编

# 乳腺癌
## 预防与应对指导

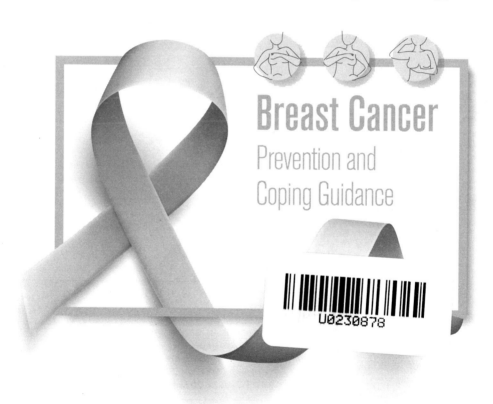

**Breast Cancer**
Prevention and
Coping Guidance

U0230878

 化学工业出版社
·北京·

# 内 容 简 介

本书介绍乳腺癌的预防与诊断、治疗前须知、手术及其应对、化疗及其应对、其他内科治疗、放疗及其应对、辅助治疗、疼痛与应对、淋巴水肿的预防与康复、常见症状的应对、告知他人自己患乳腺癌的技巧、心理变化应对指导、学会与乳腺癌患者真诚交谈、家属协助应对、饮食营养、"性"福生活。本书融科学性、通俗性于一体，内容实用，具有针对性、指导性，希望可以引起患者共鸣，力求能帮助乳腺癌患者及其家属更好地理解和掌握应对乳腺癌发生、应对和配合各种治疗技术的、应对和处理各种并发症和心理变化、营养摄入需求和中医中药调理。本书适合乳腺癌患者及其家属阅读。

**图书在版编目（CIP）数据**

乳腺癌预防与应对指导/邹艳辉，王佳丽，陈琼主编. —北京：化学工业出版社，2021.8

ISBN 978-7-122-39438-5

Ⅰ．①乳… Ⅱ．①邹… ②王… ③陈… Ⅲ．①乳腺癌–预防（卫生） Ⅳ．①R737.9

中国版本图书馆 CIP 数据核字（2021）第 130760 号

责任编辑：戴小玲　　　　　　　　　　　　文字编辑：何 芳
责任校对：边 涛　　　　　　　　　　　　装帧设计：史利平

出版发行：化学工业出版社（北京市东城区青年湖南街 13 号　邮政编码 100011）
印　　装：大厂聚鑫印刷有限责任公司
710mm×1000mm　1/16　印张 13¾　字数 240 千字　2021 年 10 月北京第 1 版第 1 次印刷

购书咨询：010-64518888　　　　　　　　　　售后服务：010-64518899
网　　址：http://www.cip.com.cn
凡购买本书，如有缺损质量问题，本社销售中心负责调换。

定　　价：39.80 元　　　　　　　　　　　　　　版权所有　违者必究

# 编写人员名单

**主　编**　邹艳辉　王佳丽　陈　琼

**副主编**　邱艳芳　欧阳彩云　苏　丽

**编　者**　邹艳辉　王佳丽　陈　琼　邱艳芳　欧阳彩云
　　　　　苏　丽　谭　蕾　常晓畅　蔡　歆　曹　慧
　　　　　谷　梅　何日莲　胡小弟　胡阳元　黄　芳
　　　　　康　虹　罗朝霞　李翠萍　李　赞　李　华
　　　　　李如意　李莎萍　李小兰　林小平　邓煜艳
　　　　　彭翠娥　钟　锐　宋彩云　苏　沫　谭冬谊
　　　　　王　芳　王黎黎　向春菊　向桂萍　向亚华
　　　　　肖海霞　晏　娟　喻新华　袁　烨　袁　忠
　　　　　彭　维　陈冰芳　伍俊铃　谢江华　朱　蕾
　　　　　蔡　婷　肖雪莲　黄丽梅

# 前·言

　　乳腺癌是妇女最常见的恶性肿瘤之一。这一疾病最早记录于古埃及的医学文献，可追溯到公元前 2500 年。1608 年，明朝医学家王肯堂在其著作中《疡疡证治全书》记载了一位男性因屡次参加"馆试"不中而闷闷不乐，不久乳头旁边出现肿瘤，即现在的乳腺癌。当今生活方式和环境的改变，乳腺癌的发病率也在不断攀升，甚至达到女性恶性肿瘤的首位。近现代医学的飞速发展，乳腺癌已不再是不治之症，得了乳腺癌不等于死亡。世界卫生组织认为：三分之一的癌症可以预防；三分之一的癌症可以早期发现并治愈；三分之一的癌症，其患者可以通过有效的综合治疗减轻痛苦，延长生命，提高生活质量。

　　为了给广大乳腺癌患者科学的生活指导，帮助罹患乳腺癌的患者及家属了解乳腺癌相关知识，用科学的态度应对治疗中可能遇到的问题，我们组织大型三级甲等肿瘤医院的专家花大量的时间查阅国内外的最新文献，引用最新的饮食指南、防癌指南、诊治癌症指南，着重实用，编写成《乳腺癌预防与应对指导》。编者们根据临床实践中的所见所闻，用浅显易懂的问答方式娓娓道来，向读者展示了乳腺癌的预防以及在治疗过程中可能会遇到的问题及其应对。本书将乳腺癌的发生发展、预防、治疗、各类症状的应对、如何照顾等知识一一展现在读者的面前。

　　应当指出，乳腺癌的治疗方式不断在更新与进步，限于篇幅，本书很难将治疗中所遇到的所有问题给予详细的阐述，另外，所论及的内容也难免会有疏漏之处，尚希读者不吝指正。

编者

2021.6

# 目·录

52 　第四章　乳腺癌化疗及其应对

**78**　　　　第五章　乳腺癌的其他内科治疗

**102**  乳腺癌的放射治疗

# 第一章

# 乳腺癌的预防与诊断

　　乳腺癌是女性最常见的癌症，12.3%的女性都会罹患乳腺癌。在过去几十年中，由于人们意识到早期探查的重要性，乳腺癌死亡率显著下降。诱发乳腺癌的危险因素中最高的也是不可改变的两个是家族史和年龄。如果一位女性的一级亲属（包括妈妈、姐妹和女儿）患乳腺癌，那么她患乳腺癌的风险会翻倍。这种情况在乳腺癌患者中多达15%；半数乳腺癌患者是62岁以上的女性。

　　乳腺癌患者的存活率很高，其中确诊乳腺癌后的5年存活率高达89.2%。事实上，乳腺癌幸存者大多因其他原因死亡，并非死于乳腺癌。因此，即使罹患乳腺癌，也不必恐慌，多数女性都会存活下来。

## 第一节　了解乳腺肿瘤

　　癌症一词的起源可追溯到被称为"医学之父"的古希腊医师希波克拉底，他曾描述过破溃的以及完整的肿瘤的形态，指出恶性肿瘤通常有一个坚实的中心，然后伸出一些分支侵犯周围，状如螃蟹。目前，乳腺癌是女性发病率、病死率最高的恶性肿瘤，是癌症死亡的主要原因。数据显示，在全球范围内，2018年有大约210万新诊断的女性乳腺癌病例，占女性全部恶性肿瘤发病率的首位，每4例女性恶性肿瘤病例中几乎就有1例是乳腺癌病例。

### 一、乳腺肿瘤的分类

　　肿瘤分良性和恶性。良性肿瘤不会扩散到身体其他部分，通常不危及性命，但若不停增生而压迫邻近的器官时需要治疗。恶性肿瘤包含癌和肉瘤，所组成的癌细胞具扩散能力，必须治疗，否则会破坏周围的组织，进而经血液或淋巴系统入侵其他器官而形成"继发性"或"转移性"癌症肿块，这也是通常所说的转移。

WHO（2019）乳腺肿瘤分类：上皮性肿瘤，乳腺纤维上皮性肿瘤及错构瘤，乳头肿瘤，间叶性肿瘤，乳腺淋巴造血系统肿瘤，男性乳腺肿瘤，转移性肿瘤，乳腺遗传性肿瘤综合征。

## 二、肿瘤细胞特征

### 1. 肿瘤是细胞异常增生的新生物吗？

人体正常的细胞分裂是有秩序并会自我控制的。肿瘤是细胞的异常增生形成的新生物，是由于各种原因使机体细胞在基因水平上失去对其生长的调控，导致异常增生所引起的。原始癌细胞分裂生成的子细胞不断地分裂，畸变细胞持续过度增殖发生转化的总量渐渐累积起来形成肿瘤。科学研究证实了肿瘤细胞表现在蛋白质和核酸等生物大分子水平上的多重异常。细胞多无节制地繁殖最终聚集成块，形成的肿块即肿瘤。

### 2. 肿瘤细胞特性有哪些？

肿瘤细胞与正常细胞在结构、功能和代谢等方面均有着明显的区别。肿瘤细胞具有超过正常的增生能力。癌约占恶性肿瘤的90%以上，几乎全身各种组织、器官均可恶变发生癌。癌细胞不同于正常细胞之处，一是可不受控制地生长繁殖，二是可侵犯邻近正常组织并转移到远处的组织器官。由"脱缰"的基因控制的细胞衍生而成的肿瘤细胞，有的潜伏下来等待时机，有的突破了禁锢任性生长，累积到10亿个以上的肿瘤细胞就可以形成肿块或出现一些异常症状，这时才可能被我们发觉。肿瘤细胞的增殖速度用倍增计算，1个变2个、2个变4个，以此类推不断倍增，癌症越晚期进展得越快。

# 第二节　乳腺肿瘤的前世今生

## 一、乳腺癌的发生与发展

### 1. 细胞是怎样癌变的？

正常细胞的癌变与其改变了遗传特性有关。基因的突变能改变其产生的编码蛋白质的量和功能。如由于某些因素（如化学致癌物、放射线等）改变了细胞内某些基因，其后代细胞将可能变成癌细胞。癌的发生，实际上也是"细胞繁殖与凋亡失调"的结果。

### 2. 乳腺癌的发生与发展是怎样的？

乳腺癌的发生是一个多因素、多阶段、复杂渐进的过程，不仅有外因，还有遗传因素、免疫状态等宿主因素。在癌被诊断出以前的十几年乃至几十年，细胞遗传特性的改变即已开始。最初发生遗传特性改变的细胞在形态上几乎看不出任何异常，随着遗传特性改变的增加，出现了增生，然后有间变，即细胞在结构和形态上的异型性，进一步发展成原位癌。原位癌发展缓慢，通常经过几年甚至更长的时间，才变成侵袭性癌。侵袭性癌不断增长，侵犯和破坏正常组织器官，直至组织器官受到严重破坏，造成不良预后。

## 二、乳腺肿瘤的生长变化过程

恶性肿瘤的形成是一个逐渐演变的过程，这一过程包括以下几个阶段。

### 1. 乳腺癌的癌前病变是什么？

乳腺癌的癌前病变是指乳腺细胞在形态学上有一定程度异型或增生活跃，经随访有一部分病变将发展成癌的乳腺增生性病变。WHO规定发展成为癌肿的可能性超过20%的各种病变属癌前病变，即确切的癌前病变就是不典型增生，不典型增生是癌变过程中必经的一个阶段，这一癌变过程是一谱带式的连续过程，即正常—增生—不典型增生—原位癌—浸润性癌，这一过程在某些因素持续作用下，可以由量变到质变，转化成恶性肿瘤，而有一部分在另一种情况下则是可逆或可恢复的。

### 2. 什么是不典型增生？

指上皮细胞由于增殖而出现细胞异型的病理性变化，与癌的关系比癌前病变更为密切。简单讲就是与癌更接近。不典型增生主要表现为细胞核和细胞质的变化，细胞的极向一般不紊乱。

### 3. 什么是原位癌（一般称为0期）？

即细胞刚刚发生恶变，原位癌是上皮性恶性肿瘤局限在皮肤或黏膜内，尚未突破基底膜，因有基底膜将癌与间质隔开，故未获得侵犯脉管的机会，因此尚无转移能力。原位癌手术切除后的预后一般很好，及早发现原位癌是肿瘤防治工作的重点。

### 4. 什么是浸润性癌（一般用T代表）？

即细胞已经由发生的部位向深处（如黏膜下）发展。原位癌突破基底膜后，称为早期浸润性癌，此时即具有转移的能力。早期浸润性癌若继续发展，则成为浸润性癌。

### 5. 什么是局部或区域性淋巴结转移（一般用N代表）？

肿瘤细胞由发生的组织沿淋巴管转移到淋巴结。人体淋巴系统伴着血液系统而行，肿瘤细胞可经淋巴系统向邻近淋巴结转移。

### 6. 什么是肿瘤远处播散（一般用M代表）？

指肿瘤细胞转移到远处器官。在临床上由于肿瘤发展的不同阶段，可以在同一患者身上看到原发肿瘤、区域性、淋巴结转移、远处播散的表现，有时还可以看到某些癌前病变和一些非特异性表现。

总之，肿瘤由上皮增生到不典型增生、原位癌再到浸润性癌，构成了由量变到质变的连续形态学变化图像，但这个过程一般需要较长的时间，这为肿瘤的预防和早期诊断提供了可能性。

## 三、乳腺癌常见的转移途径

### 1. 什么肿瘤容易转移？

良性肿瘤无转移。恶性肿瘤容易发生转移。

### 2. 乳腺癌的转移方式有哪几种？

（1）局部浸润　乳腺癌癌细胞沿导管或筋膜间隙蔓延，继而侵及 Cooper 韧带和皮肤。

（2）淋巴转移

① 乳腺癌癌细胞经胸大肌外侧淋巴结→同侧腋窝淋巴结→锁骨下淋巴结→锁骨上淋巴结→胸导管（左）或右淋巴管→静脉→远处转移。

② 癌细胞沿内侧淋巴管→胸骨旁淋巴结→锁骨上淋巴结→静脉→远处转移。

以第一条途径更多见，腋窝淋巴结转移最多。

（3）血行转移　乳腺癌细胞可经淋巴途径进入静脉，也可直接侵入血液循环而致远处转移。最常见的远处转移依次是肺、骨、肝。

## 四、乳腺癌的预后影响因素

乳腺癌的发生、发展与转归是多种因素作用的综合结果。乳腺癌的预后受多种因素影响。

### 1. 影响乳腺癌预后的生物学因素有哪些？

（1）乳腺癌的生物学特点　一是乳腺癌分化程度：通常，分化程度越差，生存期越短，预后越差；但也有部分例外情况。二是乳腺癌细胞来源及特点。

（2）乳腺癌的肿块大小　乳腺癌肿块大小与生存率呈负相关。通常乳腺癌肿块越小、发现得越早，预后越好。但乳腺癌肿块的大小只有在小于一定范围才对预后参考有一定意义。研究显示，癌肿块小于 1cm 者预后较好。肿块直径 4.0cm 以下时生存率有差异，但差异不大；肿块直径 4.0cm 以上时生存率明显下降。

（3）肿瘤浸润范围　各项研究都表明，肿瘤浸润范围对患者的预后来说非常重要。乳腺癌预后与浸润程度呈负相关。局限于局部者，预后较好；浸润较深、较广时，预后较差。

（4）淋巴结转移　淋巴结有无转移对患者预后影响很大。淋巴结转移、转移个数、转移部位不同，5 年生存率会有差别。而且，淋巴结转移多少亦与预后好坏呈负相关。乳腺癌的肿块大小与腋淋巴结转移率呈正相关，一般情况下，肿块越大，腋淋巴结转移数越多。

（5）癌瘤与周边组织的关系　癌瘤的间质反应是指癌瘤组织与周边，包括瘤床的淋巴细胞、浆细胞的反应以及结缔组织变化。研究表明，癌瘤周边边缘不清者预后差，清晰者预后相对较好；周边有明显纤维包裹者预后好，否则预后差；周边淋巴细胞反应的程度也与预后呈反比，反应越厉害的预后越好。

（6）癌栓　血管和淋巴管有无癌瘤栓塞也与转归及预后有明确的正相关，血管有癌栓者，远处播散、转移的可能性大，生存期短；淋巴管有癌栓亦然，故是影响预后的一个重要因素。

（7）年龄因素　年龄因素与预后有一定的关系，但不是绝对的关系。一般不根据年龄作为唯一的决定这个患者要做什么治疗或者不做什么治疗的标准。例如，鼻咽癌30 岁以下疗效较好，尤以 14 岁以下预后更好；乳腺癌年轻患者较年老患者预后要差，而小于 35 岁的患者复发率明显增高。

（8）性别因素　女性患癌的预后好于男性。这可能与女性更愿意主动寻求社会支持，更愿意把自己放在弱者的地位，更善于情绪倾诉，以及更顺从、遵循医生嘱咐，乐于改变生活方式，更好地配合治疗等因素有关。

### 2. 非生物学因素有哪些？

文献证实一些非生物因素也影响着癌症的预后，其主要因素有以下几个。

（1）性格和个性因素　观察中发现，个性坚强甚或有点偏执者，其预后往往大大好于性格懦弱或胆小者。

（2）情绪因素　情绪因素对预后的影响很大。例如情绪不稳定、易紧张、易激动、一点小事就心神不宁、整天忐忑不安、多愁善感者，患了癌症后预后明显要差。

（3）家庭支持与人际关系　家庭是否和睦、夫妻恩爱与否、当事人的人际关系和谐与否，明显影响到癌症的预后。同为晚期癌患者，坚持治疗，5 年仍生存的患者，90%以上都有一个夫妻恩爱或子女孝顺的和睦家庭关系。相反家庭不和睦，配偶不配合、不支持患者的治疗，患者郁郁寡欢影响生理功能，不能积极应对疾病，这样的患者往往过早死亡。

（4）运动与肿瘤康复　肿瘤能导致多重病损、活动受限和参与局限，因此需根据患者的症状和需要选择不同康复治疗方案。肿瘤患者持续忍受情感和社会的困扰，导致生活质量下降。生活质量至少包含躯体、情感、社会和认知能力 4 个方面，而躯体运动对这 4 个方面有正性影响，即躯体运动能提高乳腺癌患者的生活质量。躯体运动还能预防运动不足或废用问题，减少疲劳。

3. 影响乳腺癌预后的治疗因素有哪些？

对乳腺肿瘤预后影响很大的还有治疗因素。能否早期发现，并接受科学、合理、综合治疗，能否在手术化放疗及中医等的第一阶段治疗结束后，坚持进行必要的巩固期治疗和康复期调理等，都是至关重要的因素。

# 第三节　做预防乳腺癌的"内行"

## 一、认识乳腺

乳腺作为女性的第二性器官，已经不单纯是哺乳功能，而且是美和性感的象征。左右乳腺的大小通常不一，一般根据个人生活习惯如惯用手而定。女性于经期、妊娠期或母乳喂哺期间，乳腺的肿胀或柔软程度都会改变，这些周期性的改变都是正常的。每位女性都应该认识自己的乳腺变化，从而分辨乳腺的异常病变。

乳腺有个角状的乳腺尾部伸向腋窝，乳头在乳腺中心，周围由乳晕包围，除乳晕周围外，整个乳腺外边都包了一层脂肪，形成一个夹心，对乳腺起保护作用。见图 1-1。

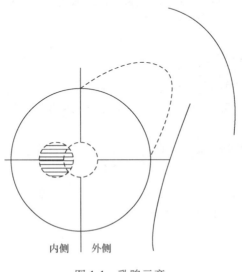

内侧　外侧

图 1-1　乳腺示意

乳腺癌是女性排名首位的恶性肿瘤。国家癌症中心和中国疾病预防控制中心2017年公布的乳腺癌发病率位居女性癌症发病首位。中国女性乳腺癌发病患者数约为27.9万/年，女性乳腺癌发病率为41.82人/10万。女性乳腺癌年龄别发病率0～24岁年龄段处于较低水平，25岁后逐渐上升，50～54岁组达到高峰，55岁以后逐渐下降。

乳腺癌发病率呈逐年上升趋势。资料统计，尽管乳腺癌的发病率居高不下，但死亡率却不断下降，其原因一是得益于女性乳腺癌筛查和早期诊断制度，使早期病例被检出的比例增加；二是开展乳腺癌综合治疗，提高了疗效。

## 二、乳腺癌的特征

乳腺是由脂肪、结缔组织、腺体组织组成的。乳腺癌是发生在乳腺腺上皮组织的恶性肿瘤。乳腺癌中99%发生在女性身上，男性仅占1%。

乳腺癌主要见于分泌和输送乳汁的组织，包括十多个呈辐射状、沿乳腺排列的乳叶以及其前方的输乳管。在各类乳腺癌中，以乳管内壁的乳管癌最多，次之是乳腺小叶内壁的乳小叶癌，然后是乳腺其他组织的癌变。乳管和乳腺附近的脂肪组织里有不少淋巴管和淋巴结，当乳管和乳腺的癌细胞沿脂肪组织渗入淋巴系统，便会进入遍布全身的淋巴管，扩散到身体其他部位。

## 三、乳腺癌的种类

### 1. 乳腺癌有哪些类型？

目前国内多采用以下病理分型。

（1）非浸润性癌　①导管内癌（癌细胞未突破导管壁基底膜）；②小叶原位癌（癌细胞未突破末梢乳管或腺泡基底膜）；③导管内乳头状癌；④乳头湿疹样乳腺癌。此型属早期，预后较好。

（2）早期浸润性癌　早期浸润是指癌的浸润成分小于10%。①早期浸润性导管癌（癌细胞突破管壁基底膜，开始向间质浸润）。②早期浸润性小叶癌（癌细胞突破末梢乳管或腺泡基底膜，开始向间质浸润，但仍局限于小叶内）。此型仍属早期，预后较好。

（3）浸润性癌

① 浸润性特殊癌：乳头状癌、髓样癌（伴大量淋巴细胞浸润）、小管癌（高分化腺癌）、腺样囊性癌、黏液腺癌、大汗腺样癌、鳞状细胞癌等。此型分化一般较高，预后尚好。

② 浸润性非特殊癌：包括浸润性导管癌（临床上最为常见类型）、浸润性小叶癌、硬癌、髓样癌（无大量淋巴细胞浸润）、单纯癌、腺癌等。此型一般分化低，预

后较上述类型差，且是乳腺癌中最常见的类型，占 80%，但判断预后尚需结合疾病分期等因素。

（4）其他罕见癌　乳头佩吉特病等。

## 2. 什么是HER2型乳腺癌？

在众多乳腺癌个案中，约有 20% 属 HER2 型乳腺癌。HER2 是人类表皮生长因子受体 2 型（Human Epidermal Growth Factor Receptor 2）的英文缩写。HER2 型乳腺癌是指癌细胞表面有大量促进癌细胞生长的 HER2 蛋白质，使癌细胞生长特别快，是一种较为恶性的乳腺癌，侵袭性高，扩散速度快，治疗效果较其他乳腺癌患者稍差。HER2 型乳腺癌除手术切除，还可靶向治疗，再配合化疗或内分泌治疗。不过，如果 HER2 型乳腺癌属极早期的侵入性乳腺癌（5mm 以下，没有扩散至淋巴），复发风险较低，则未必需要使用化疗和靶向治疗。

## 3. 什么是三阴性乳腺癌？

三阴性乳腺癌占乳腺癌的 10%～15%，较常见于年轻女性及遗传性（BRCA1）乳腺癌，特点是较易转移到其他器官，复发风险较高。

为患者制定治疗方法前，一般需先进行三种受体测试，包括两种激素受体（雌性激素受体及黄体素受体）以及 HER2 受体。如三种受体测试均呈阴性，即属三阴性乳腺癌，表示内分泌治疗和 HER2 靶向治疗都不适用。三阴性乳腺癌一般会使用手术切除作治疗，根据情况再配合化疗或加放疗。

## 四、引起乳腺癌的危险因素

乳腺癌的病因尚未完全清楚。所谓高危因素是指与乳腺癌发病有关的各种危险因素，而大多数乳腺癌患者都具有的危险因素就称为乳腺癌的高危因素。

（1）乳腺癌家族史　是乳腺癌发生的危险因素，所谓家族史是指一级亲属（母亲、女儿、姐妹）中有乳腺癌患者。近年发现乳腺腺体致密也成为乳腺癌的危险因素。

（2）月经初潮早（<12 岁），绝经迟（>55 岁），未哺乳，40 岁以上未孕或初次足月产迟于 35 岁。

（3）患乳腺良性疾病未及时诊治。既往患卵巢癌或子宫内膜癌。

（4）经医院活检（活组织检查）证实患有乳腺非典型增生。

（5）胸部接受过高剂量放射线的照射，在 30 岁前胸部曾接受放射治疗会提高患乳腺癌的风险。

（6）雌激素增多　研究指出，女性患上乳腺癌的风险与雌性激素的持续性有关。

当女性的乳腺细胞受雌性激素影响的时间愈长，就愈会刺激细胞生长，因此患上乳腺癌的机会亦会相应提高，如长期服用外源性雌激素。

（7）肥胖　运动过少，进食过多动物脂肪，体重超标，绝经后肥胖。肥胖女性罹患乳腺癌的机会比一般人高，特别是停经后变胖的女性患癌风险增加。

（8）长期过量饮酒。

（9）心理因素　关于癌症发生与心理因素的关系目前尚不明确，但长期精神萎靡、处于负面情绪、睡眠不好、食欲不佳，均削弱机体免疫力，有可能间接增加癌症风险。

（10）携带与乳腺癌相关的突变基因　遗传性乳腺癌占全部乳腺癌的 5%～10%。具有高危因素基因的女性并不一定患乳腺癌，只能说其患乳腺癌的风险比正常人高。

（11）吸烟。

## 五、乳腺癌的预防

乳腺癌的病因尚不完全清楚，所以还没有确切的预防乳腺癌的方法。从流行病学调查分析，可以考虑从以下方面降低乳腺癌风险。

（1）建立良好的生活方式，调整好生活节奏。积极参加社交活动，避免和减少精神、心理紧张因素，保持心态平和。

（2）坚持体育锻炼，维持正常的体重，避免肥胖　缺乏运动的女性，患乳腺癌的风险较高。美国国立卫生研究院的研究指出，每周健行 1.25～2.5h 能降低乳腺癌风险18%。

（3）养成良好的饮食习惯　婴幼儿时期注意营养均衡；儿童发育期减少摄入过量的高蛋白和低纤维饮食；青春期不要大量摄入脂肪和动物蛋白，加强身体锻炼；绝经后控制总热量的摄入，避免肥胖。平时养成不过量摄入肉类、煎蛋、黄油、奶酪、甜食等饮食习惯，少食腌、熏、炸、烤食品，增加食用新鲜蔬菜、水果、橄榄油、鱼、豆制品等。

（4）哺乳　女性哺乳期间，雌性激素会减少，乳腺细胞暴露在雌性激素的时间较从未喂哺母乳的女性短，因而患乳腺癌的机会比较低。喂哺母乳的时间越长，患乳腺癌的机会也相对较低。

（5）生育　曾生育的女性，身体受雌性激素的影响的时间会较短，因此患上乳腺癌的机会亦较低。

（6）积极治疗乳腺疾病。

（7）不擅用外源性雌激素。

（8）不过量饮酒。戒烟。

（9）在乳腺癌高危人群中开展预防　建议女性朋友了解一些乳腺疾病的科普知识，养成定期自我检查（简称自查）乳房的习惯，积极参加乳腺癌筛查，防患于未然。

# 第四节　早期发现乳腺癌

不少乳腺癌，特别是病灶较小的乳腺癌，临床上没有明显症状，需要通过临床影像学的检查才能发现。虽然乳房自查不再是检测早期乳腺癌的标准方法，也不能提高乳腺癌早期诊断率和降低死亡率，但世界卫生组织建议进行乳房自查，以提高妇女对乳腺癌的认识。目前仍然建议妇女定期到专科医院进行乳腺检查，特别对 40 岁以上的妇女和乳腺癌高危人群建议定期进行相关的影像学检查，提高乳腺癌的早期诊断。此外，男性也有可能患上乳腺癌，其占比约 1%，因此男性若发现乳腺异常，也需及时到医院检查。

## 一、警惕早期乳腺癌的临床表现

大部分确诊乳腺癌的女性，均因为发觉乳腺有硬块或外观有变化，主动求诊而发现乳腺癌。

乳腺癌的常见症状有以下几种。

（1）乳腺肿块　80%的乳腺癌患者以乳腺肿块为首诊。肿块多为单发、质硬、无痛、边缘不规则、表面欠光滑。大多数乳腺癌为无痛性肿块，也有少数患者伴有不同程度的隐痛或刺痛。

（2）乳头溢液　指非哺乳期从乳头流出血液、浆液、乳汁、脓液等。引起乳头溢液的原因有很多，常见的疾病有导管内乳头状瘤、乳腺增生、乳腺导管扩张症和乳腺癌。单侧单孔的血性溢液应进一步检查，若伴有乳腺肿块更应重视。

（3）皮肤改变　最常见的是肿瘤侵犯了连接乳腺皮肤和深层胸肌筋膜的 Cooper 韧带，使其缩短并失去弹性，牵引相应部位的皮肤，出现"酒窝症"。若癌细胞阻塞了淋巴管，则会出现"橘皮样改变"。乳腺癌晚期，癌细胞沿淋巴管、腺管或纤维组织浸润到皮内并生长，在主癌灶周围的皮肤形成散在分布的质硬结节，即"皮肤卫星结节"。

（4）乳头、乳晕异常　肿瘤位于或接近乳头深部，可引起乳头回缩。肿瘤距乳头较远，乳腺内的大导管受到侵犯而缩短时也可引起乳头回缩或抬高。乳头湿疹样癌表现为乳头皮肤瘙痒、糜烂、破溃、结痂、脱屑、灼痛，以致乳头回缩。

（5）腋窝淋巴结肿块　初期可出现同侧腋窝淋巴结肿大，肿大的淋巴结质硬、散在、可推动。随着病情发展，淋巴结逐渐融合，并在皮肤和周围组织粘连、固定。晚期可在锁骨上和对侧腋窝摸到转移的淋巴结。

但请注意，并非所有乳腺癌均有触感，有时候可能完全没感觉，至手能触摸到时，肿瘤可能已经成块或者比较大，所以一旦发现乳腺有以上变化，应尽早求诊。愈早发现，愈早治疗，治愈的机会愈大。

## 二、自查乳腺癌的常见方法

任何年龄的女性都应该熟悉自己的乳腺状况。早期诊断是降低乳腺癌病死率最重要的方法之一。据世界卫生组织的数据显示，乳腺自查在乳腺疾病尤其是乳腺癌的确诊中所起的作用高达48%，远超临床检查甚至X线检查。且乳房自我检查发现乳腺肿块或乳头溢液是一种经济、便捷、很少受时间限制并且对人体不会造成损害的检查，其可提高早期乳腺癌的检出率。

早期乳腺癌多无明显症状，偶然发现乳腺硬结，大部分为无痛性，少数有痛。乳腺肿块最常见于乳腺的外上方及中心部位，有时可发现单侧乳头有血性溢液，遇此情况要立即就医。腋窝处发现有肿物时也应就医，因腋窝淋巴结是乳腺癌最早的转移部位。

### 1. 乳腺自查的最佳时间是什么时候？

医生建议20岁以上的女性应每月定期进行自我乳腺检查。未停经者应在月经开始后第7～10天进行，或月经结束后2～3日，此时雌激素对乳腺的影响最小，乳腺处于相对静止状态，容易发现病变；停经者则应在每月同一日进行。在哺乳期出现的肿块，有时可能是乳汁淤积形成，如临床疑为肿瘤，应到肿瘤专科医院进一步检查。40岁以上女性或乳腺癌术后患者每年还应行钼靶X线检查。

### 2. 乳腺自查有哪些内容？

① 乳房有无肿块：有无痛性、边界不清、质硬等。
② 乳头有无溢液、溢血：淡黄色、咖啡色等。
③ 乳房有无皮肤的改变：如橘皮样改变。
④ 乳头有无改变：乳头内陷、乳头糜烂。
⑤ 腋窝、锁骨上有无淋巴结肿大。

### 3. 怎样做乳房自检？

（1）视诊
① 步骤一：脱去上衣，在明亮的光线下，面对镜子，双手叉腰，两肘努力向后，使胸部肌肉绷紧，观察两侧乳腺是否对称，两边乳腺的弧形轮廓有无改变、大小是否有变化，两侧乳头是否在同一水平上，乳头是否有提高、回缩或凹陷。乳腺、乳头、乳晕有无糜烂，乳腺皮肤色泽如何，有无水肿和橘皮样变，是否有红肿等炎性表现，乳腺区浅表静脉是否怒张（即是否增大，是否看得非常清楚）等。见图1-2。
② 步骤二：双臂高举于头，仔细观察步骤一中同样的内容。见图1-3。

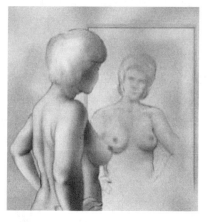

图 1-2　对镜自检步骤一

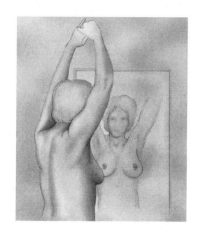

图 1-3　对镜自检步骤二

（2）触诊

① 取立位或仰卧位，右手举过头或放在头后方，用左手检查右乳腺，手指要并拢伸直触摸。

② 从乳腺上方顺时针逐渐移动检查，手指慢慢在乳房上转小圈，按外上、外下、内下、内上，之后触摸腋下、乳房尾叶、锁骨上有无肿块。注意不要遗漏任何部位，不要用指尖压或是挤捏。特别注意乳房外侧上方及腋下是否有肿块。

③ 用拇指和食指轻轻挤捏乳头，观察是否有带血的分泌物。

④ 用同样的方法检查左侧乳腺，并比较左、右乳腺有何不同。见图 1-4～图 1-6。

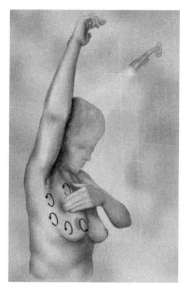

图 1-4　触诊一

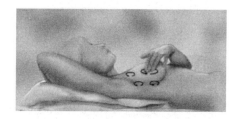

图 1-5　触诊二

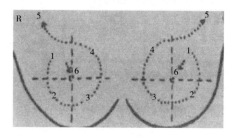

图 1-6　触诊三

# 第五节　乳腺癌的筛查与早期诊断

## 一、乳腺癌筛查

### 1. 什么是肿瘤筛查?

肿瘤筛查,是针对无症状人群的一种防癌措施。针对有症状人群的医学检查称为诊断。

### 2. 什么是乳腺癌筛查?

乳腺癌筛查是通过有效、简便、经济的乳腺检查措施,对无症状妇女开展筛查,以期早期发现、早期诊断及早期治疗,最终目的是降低人群乳腺癌的病死率。

### 3. 筛查怎么分类?

筛查分为机会性筛查和群体筛查。机会性筛查是指医疗保健机构为因各种情况前来就诊的适龄女性进行的乳腺筛查,或女性个体主动或自愿到提供乳腺筛查的医疗保健机构进行检查。群体筛查是社区或单位实体借助医疗保健机构的设备、技术和人员有组织地为适龄女性提供乳腺筛查服务。

### 4. 女性多大年龄开始需要做乳腺癌筛查?

我国女性乳腺癌的发病高峰年龄为 45～54 岁,因此建议一般风险人群乳腺癌筛查的起始年龄为 40 岁,但对于乳腺癌高危人群可将筛查起始年龄提前到 40 岁以前。

### 5. 乳腺癌筛查的终止年龄是多少?

对于乳腺癌影像筛查的终止年龄,大部分国外群体筛查都推荐把 65～70 岁作为筛查的上限。但是,老年人乳腺癌的发病率仍然较高,因此,目前认为老年人是否停止筛查需要考虑个人的身体健康状况、预期寿命以及各种合并症情况。如果合并症多,预期寿命有限,则不需要进行乳腺癌筛查。因此对于 70 岁以上老年人可以考虑机会性筛查。

### 6. 一般风险女性怎样做乳腺癌筛查?

乳腺癌一般风险女性即除了乳腺癌高危人群以外的所有女性。

(1) 20～39 岁　不推荐对该年龄段人群进行乳腺筛查。

(2) 40～70 岁　①适合机会性筛查和人群普查。②每 1～2 年进行 1 次乳腺 X 线检查。③对致密型乳腺(乳腺 X 线检查提示腺体为 c 型或 d 型)推荐与 B 超检查联合。

（3）70 岁以上　①适合机会性筛查。②每 1～2 年进行 1 次乳腺 X 线检查。

### 7. 乳腺癌高危人群有哪些？

存在下列三种情况之一者即被认为是乳腺癌高危人群：①有明显的乳腺癌遗传倾向者。②既往有乳腺导管或小叶不典型增生或小叶原位癌的患者。③既往 30 岁前接受过胸部放疗者。

## 二、发现乳腺癌的常见影像检查

（1）乳房 X 线检查　建议每侧乳房常规应摄 2 个体位，即头足轴位和内外侧斜位，乳腺 X 线筛查对 50 岁以上亚洲妇女准确性高，不建议对 40 岁以下、无明确乳腺癌高危因素或临床体检未发现异常的女性进行乳腺 X 线检查。常规乳腺 X 线检查的射线剂量低，不会危害女性健康，但正常女性无需短期内反复进行乳腺 X 线检查。

（2）乳腺超声检查　乳腺超声检查可推荐作为乳腺 X 线筛查的有效补充。

（3）乳腺 MRI　MRI 检查可作为乳腺 X 线检查、乳腺临床体检或乳腺超声检查发现疑似病例的补充检查措施，可与乳腺 X 线联合用于 BRCA1/2 基因突变携带者的乳腺癌筛查。

## 三、乳腺癌的早期诊断

乳腺癌的早期诊断是基于各项检查的结果做出的，确诊乳腺癌则依赖于病理学检查。

### 1. 乳腺 X 线检查结果怎样解读？

0～2 级为良性；3 级可能是良性发现，建议短期随访；4 级可疑异常，要考虑活检；5 级高度怀疑恶性。

### 2. B超检查结果怎样解读？

0～2 级为良性；3 级为良性可能，建议短期内随诊；4 级为不除外恶性，建议穿刺；5 级为高度可疑恶性，超声图像表现为恶性，建议活检。

### 3. 细胞学诊断结果怎样解读？

0 级，样本不满意；1 级，良性细胞；2 级，增生活跃的细胞；3 级，较明显的异型增生细胞（不能完全排除恶性）；4 级，可疑癌细胞及高度可疑癌细胞；5 级，癌细胞但手术时必须经冰冻组织学诊断证实。

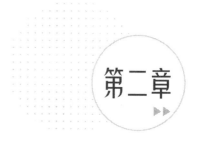

第二章

# 乳腺癌治疗前须知

诊断为乳腺癌对患者和家属来讲都是极其严重的负担，影响患者及其家庭的生理、心理、社会等多个方面。战胜乳腺癌既要接受医生安排的综合治疗，又要树立战胜疾病的信心，从心理、生理各个方面做好应对，以最好的状态来打败癌魔。有时候乳腺癌患者并不是被癌症本身击垮的。所以正确应对乳腺癌是非常重要的。

## 第一节　个别谣言和误区

应对乳腺癌的方法首要的是要坚信癌症是可防可治的，不要妖魔化乳腺癌。癌症已经被划分为慢性病，只要发现早，方法科学，密切配合医生治疗，是可以控制或治愈的。不少人对癌症存在错误的观念，这些误解往往会对癌症患者造成身体或心灵的伤害，应该认清这些谣言，正确应对。

### 一、谣言

1. "乳腺癌是不治之症"

很多人认为乳腺癌是不治之症，被诊断为乳腺癌就遭遇了巨大的打击，饮食、睡眠、心理都紊乱形成恶性循环，最终导致机体的免疫力降低。其实乳腺癌是一种慢性病，只要及早检查和发现，乳腺癌是可以治愈的，很多乳腺癌患者获得了不错的治疗效果，治愈或者带瘤生存，生活幸福美满。

2. "乳腺癌治疗会使毛发脱落"

并非所有乳腺癌治疗都会使毛发脱落。化学治疗有可能使头发脱落，但存在个体差异性，并且药物不同，脱发情况也有所不同，并非所有化疗药物都会使毛发脱落。

另外，只有在头部或腋窝进行放射治疗，才有可能造成该部分的毛发永久性脱落。

### 3. "手术会使乳腺癌细胞扩散"

手术并不会使肿瘤生长得更快，也不会使肿瘤扩散到身体其他部分。患上癌症后，您可能会接触到不少与癌症相关的信息，如果这些信息与您了解的有差距时，可咨询您的主治医生或护士。

## 二、误区

### 1. "治疗癌症高手在民间"

家属采用合适的方法帮助患乳腺癌亲友非常重要。有的家属总认为"高手在民间"，所以总是鼓励患者尝试各种"江湖"治疗，结果花费天价金额，没有合理治疗疾病，甚至还耽误了治疗时机。

### 2. "补品吃得越多越好"

临床上经常见到患者确诊乳腺癌后，就认为得了不治之症，表现出万念俱灰，天都塌下来了；也有的认为吃得好，肯定营养好，迷信冬虫夏草之类的贵"药"，还有其他各种在患者和家属之间流传的一些没有科学依据的误区。目前冬虫夏草已经走下神坛，听从医师建议，科学抗癌才是正确的选择。

### 3. "癌症没有治疗价值"

近年来，癌症的发病率不断上升，而病死率有所下降，恰恰证明癌症已经是慢性病。不同阶段的乳腺癌患者，患者治愈的机会不一样，但早期乳腺癌临床治愈率已大幅度提升。即使是晚期乳腺癌，合理的药物或者生物学、放射等治疗也可延长患者生存时间，提高患者生活质量。

### 4. "日常进食不受影响，就不可能营养不良"

必须强调营养不良包括营养不足与营养过剩两个方面，营养不良的人群更容易发生肿瘤，简单地说，过分消瘦（营养不足）和过度肥胖（营养过剩）的人群均容易发生肿瘤，肥胖使乳腺癌发病率增加，其机制涉及免疫失衡、代谢紊乱等多个方面。因此，癌症患者在治疗及康复期间应合理膳食，控制好体重。

# 第二节  决定治疗乳腺癌的方法

完成各项检查后，医生便会为您建议最适合的疗法。至于采用哪种疗法，需根据多项因素而定，如患者年龄、身体状况及病史、乳腺癌的种类、大小、在体内生长的部位以及扩散的可能性等。

## 一、决定治疗的步骤

### 1. 向医生提出疑问的方法

当您需要了解自己的病情和治疗方法时，您有权利和义务咨询医生。咨询能够帮助医生了解您的需要，解答您心中的疑团。如果您心情紧张，而求医的诊所又十分繁忙，有时不能够把心中想问的问题适时提出，所以如何把握时间咨询就很重要。

您可以先把问题简明扼要地写下来，不要担心问题太琐碎而不问；有时表面上看来琐碎的问题其实很重要，甚至有可能影响治疗成效。把医生的回答写下来，以便日后参看。

### 2. 怎样选择治疗的方法

跟医生初步会面后，您可能需要一些时间来思考医生的话才开始疗程。花2～3天时间仔细思考问题是不会影响治疗结果的，反而能够给自己一些整理思维的时间，把收集到的资料加以消化，整理一下心中的疑虑，征求一下亲友的意见，令思维更清晰。

### 3. 怎样做决定

患者治疗过程中，医生可能会让患者参与自己治疗方案的选择。部分患者会希望清楚掌握自己的治疗方案，但也有患者对治疗有忧虑而倾向逃避，感到难以抉择，这都是十分正常的。其实，如果患者对治疗有任何疑虑，不妨向医生或医护人员详细查询，正确了解治疗情况，做出最适当的决定。

## 二、乳腺癌患者常见的疑问清单

见医生听取诊断报告、治疗建议前，就您所有的疑问列出清单。可请一位亲友陪同做笔记，提醒您要问的问题甚至代为咨询。听不懂的话，务必请医生解释。

① 我的乳腺肿瘤是恶性的吗？能采取什么方法确诊？属于哪一类？

② 乳腺癌肿块有多大？有没有扩散？影响到哪些部位？属于哪一期？

③ 这些疗法为什么适合我？还有其他方法可以选择吗？各有什么风险？

④ 听说乳腺癌治疗包括手术、放射治疗、化学治疗、内分泌治疗等。我是否只需接受一种疗法？还是完成一种疗法后，需要再接受其他疗法？

⑤ 整个疗程多长？是否需要住院？对生活起居影响多大？需要停工吗？

⑥ 乳腺癌治疗的不良反应是否很大？怎样缓解？有无长期后遗症？多长时间才

会消失？

⑦ 整个疗程所需要的费用是多少？我的保险是否够用？

⑧ 完成治疗后，怎样确定治疗是否成功？每隔多久复诊一次？要做哪些定期检查？

⑨ 完成治疗后，体质是否变得很弱，生活上是否要作很大的调整，能不能再照顾家庭或正常工作？

⑩ 我患上的乳腺癌会遗传吗？子女患同样乳腺癌的风险有多高？

⑪ 在治疗过程中，同时咨询中医意见是否有帮助？会冲突吗？

⑫ 乳腺癌治疗期间，在饮食方面要注意什么？我应该服用营养补充剂吗？治疗结束后，哪些食物有益于康复？

# 第三节　抗击乳腺癌的策略

抗击乳腺癌的策略简单地说就是放下包袱，自如应对，科学应对。

## 一、怎样树立战胜癌症的心理策略

乳腺癌是一种全身性疾病，在治疗过程中做好自我心理健康，保持良好的心态，就能提高机体免疫力，缓解症状。

### 1. 坚定信心，战胜乳腺癌

当确诊乳腺癌后，开始一度处于悲哀恐惧的恶性心理环境中也算正常反应，但是要尽快调整心态，相信医生，相信自己，振作精神，面对现实。

### 2. 宣泄郁闷，释放情绪

您在住院治疗期间，心理活动十分复杂，往往陷入悲观绝望，情绪低落，甚至闷闷不语，想坏处太多，等待自毙，这种有害心态是乳腺癌患者的大忌。把内心所想的一切全部倾诉出来，不憋在心里，争取家人、好友、医生、护士的开导和帮助。

### 3. 放松自我，调节身心

如果您一直处于精神紧张状态，会迫使自主神经系统和内分泌的不平衡，使人体失去控制乳腺癌的力量。因此，您要学会自我放松调节，尤其是排除外界干扰和有害心理更为重要。

## 二、做好四个面对

### 1. 怎样面对毫无帮助的信息？

当您和亲朋好友谈论您的悲伤、忧虑或恐惧时，可能有人只会告诉您"振作起来"。问他们是否愿意只是倾听而不加判断，不给出建议（除非您要求）。找到一个可以交谈的人对您的心理健康很重要。有些人无法倾听，这不是您的原因，而是因为他们自己的经历或是自己的情感无法与你产生共鸣，无法做一个很好的倾听者。您可能不得不接受这个人可能不是您最好的谈话对象，寻找能更好地倾听您的人。

### 2. 怎样面对不想回答的问题？

您可能会发现当您不想回答的时候，也会被迫回答有关乳腺癌的问题。为了避免这种情况，您可以找一个家人或朋友做您的"发言人"，把疾病的细节重复告知给所有关心您的人。"发言人"的重复解说可以让您不必回答不想回答的问题，这也能让亲朋好友及时知道您的消息。

在某些情况下，您患乳腺癌可能是您单位、小区的"大新闻"。人们通常很关心，但他们真的不太了解您。当然，也有人只是好奇而已。乳腺癌是非常私人的事情，对于那些只想知道发生了什么的人，您完全可以自己决定分享多少信息。在许多情况下，"谢谢您问起这件事情，但我现在不想谈"足以让人们明白，但并非每个人都能领会到这点，有时您可能需要沟通得更直接一些如"我不想详细说明"或者"我不想谈及我的个人健康问题"。

### 3. 怎样面对乳腺癌有关话题的不期而来？

有时当您特别生气的时候，人们会想要安慰您。或者当您想把注意力放在孩子的学习上时，有人可能会和您谈起您的乳腺癌。您真的不想听他们的故事，但您知道他们只是想和您友好相处。这时您只需做几次深呼吸，平静地说："非常感谢您的关心，但我今天需要做其他的事情。"完全由您自己决定是否需要和别人讨论这个问题，在这件事情上考虑自己的感受最重要。

### 4. 怎样面对不耐烦或生气？

常言道，久病床前无孝子。长期照顾以及面对亲人患病的各种焦虑和压力，照顾亲人体力不支等，都有可能使照顾您的人崩溃，有时候和您亲近的人也会生气。大多数人在某个时候都会感到愤怒，但请记住，家人和朋友只是对这种压力生气，而不是对您很生气。您有时可能也经历同样的事情。

当您开始关注治疗和康复时，您的社会、家庭和工作角色会发生变化。您的能量水平有时会很低，您可能做不到您之前一直在做的事情，不要死扛。向周围的人解释这一点，并分享您对生活中不同的变化的反应，您可能会更容易调整。

### 三、信赖"动则不衰，乐则长寿"的康复之道

经过临床治疗后，如果长期蹲在家里不出门，又不接触外界，把自己处于孤独、焦虑之中，容易产生消沉、自卑等情绪甚至感到生命无望，这对您的康复非常不利。

#### 1. 尽早回归正常的诀窍有哪些？

① 首先要摆脱病员角色，尽力达到"忘我忘病"的境地，坚信乳腺癌同其他慢性疾病一样是可以治愈的，"乳腺癌≠死亡"已成事实，要有坚定的信心与疾病抗争。当病情控制后，做到能动则动，能出门就出去，散心、活动，比蹲在家里好。

② 尽可能使自己生活充实，这对重建心理平衡有好处。您要养成多种兴趣爱好，让生活丰富多彩，可以增强自己的生命活力。

③ 融入新的社交圈子中去。各地的癌症，特别是乳腺癌康复组织，是乳腺癌患者自己的"家"，在那里会看到癌症患者们个个像健康人一样，在这个抗癌群体中会唤醒您生命之树重绿的希望。

#### 2. 如何规划好自己患病后的生活？

① 尽早恢复工作，但是注意劳逸结合。

② 坚持治疗和用药，并定期去医院复查。

③ 坚持锻炼，改善体质。根据自己的喜好适当运动，逐渐增加运动量。如坚持打太极拳、练气功，对促进康复非常有效。

④ 注意休息养生。要做到静动兼顾，以养生为主，注意休息。做任何事情都要量力而行，切忌劳累过度而伤身。

⑤ 合理增加营养，增强抗病能力。

### 四、让乳腺癌成为可控慢性病，与癌和谐相处

#### 1. 带瘤生存是怎么回事？

倘若不幸"中招"，又未能早期发现，那么，积极地带瘤生存，与癌共处，就应成为一种更好的选择。"与癌共处"不是不进行治疗，而是在积极配合医护治疗的基础上，尽可能调整自身状态，回归相对正常的生活。尝试用不同方法来调整心情，克服恐惧，与癌和平共处。比如找个可信赖的朋友，敞开心扉，把恐惧说出来。还可以尝试做您过去想做而没做的事，转移您对癌的过度关注力。以积极态度去工作，花更多

精力去做一些健康改变，比如，在自己戒烟的同时，还应劝说周围吸烟的朋友戒烟。

### 2. 接受不正常的正常是怎么回事？

患癌后，您的生活肯定不可能完全回到患病前，您的"正常状态"应当是包含一些改变了的状态，比如有些东西要少吃了，有些活动不能做了，工作节奏要重新调整了，例行服药检查要成为日常生活的一部分了。

尽量恢复既往的和谐。竭尽所能，让您和家人在您接受治疗时尽可能保持正常的生活。鼓励家人继续做他们一直做的事情而不必为此感到内疚，这包括享受爱好、运动、锻炼、与朋友共度时光等，儿童尤其会从不变的常规生活中受益。

## 五、当别人想帮忙的时候

### 1. 我需要接受帮助吗？

朋友或家人经常说的第一件事就是"我能帮什么忙？尽管直说。"但含蓄的中国人可能通常都会说"哦，谢谢关心，没什么，我蛮好的。"也许您只是不知道您真正需要什么，可能您想要保护您的隐私，可能也不希望别人来干扰您治疗的决定，或者您觉得不需要周围人的帮助您也能处理。

### 2. 甄别哪些帮助是有益的？

请记住大多数人是出于好心，真的想帮助您的。但有些事情您可能确实不想别人帮您，尤其是就医或治疗的决定，别人可能想帮助您，会给您介绍其他医院、医生、某些偏方疗法等，但不见得是专业的，不见得了解肿瘤的就医，更不见得了解您的想法。这方面的帮助和建议，除非对方是有合适资源的肿瘤专科医生，否则还不如一开始就礼貌地拒绝，免得大家左右为难感觉尴尬。另外，请记住，在乳腺癌治疗的某个时间点，您也可能确实会需要额外的帮助，不要拒绝得不留余地，也不要硬扛。

### 3. 直接说出需要的帮助

尽可能具体地说明您需要什么样的帮助。例如，告诉他们您需要有人陪您去看医生，或询问他们是否能帮助打扫房间、做家务或帮忙照顾孩子。

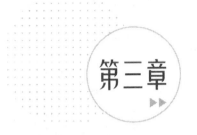

第三章

# 乳腺癌的手术治疗及其应对

## 第一节　乳腺癌外科手术治疗选择原则

乳腺癌严重影响着广大妇女的身体健康和生活质量。目前认为，乳腺癌是全身性疾病的局部表现，其治疗应该按年龄、阶段、类型，将手术、放疗、化疗、内分泌治疗和新的生物靶向等治疗手段有机结合，真正做到个体化治疗、规范治疗。

### 一、乳腺癌的手术治疗

手术治疗是乳腺癌的主要治疗方法之一，在乳腺癌的系统治疗中非常重要，对病灶仍局限于局部及区域淋巴结的患者，如 TNM 分期的 0、Ⅰ、Ⅱ期及部分Ⅲ期的患者，手术治疗是首选。

1. 手术的全身性禁忌证有哪些？

①肿瘤已经发生了远处转移的病例。②患者的一般情况很差，已经出现恶病质者。③重要脏器（心、肺、肝、肾等）有严重的疾病，不能够耐受手术的患者。④年老体弱不适合手术者。

2. 局部禁忌证有哪些？

首先，有以下几种情况中的任何一种者不适宜手术：①炎性乳腺癌。②皮肤"橘皮样"水肿，已经超过乳房面积的 1/2。③乳房皮肤出现"卫星"状结节。④肿瘤直接侵犯胸壁，与胸壁已有深度固定。⑤患侧上肢水肿。⑥胸骨旁淋巴结肿大，并已经证实为转移。⑦锁骨上淋巴结肿大，病理证实为转移。

其次，有以下几种情况中任何 2 种以上者也不适宜手术：①肿瘤破溃。②皮肤橘皮样水肿，但范围不超过乳房面积的 1/3。③肿瘤与胸大肌固定。④腋窝淋巴结最大直径超过 2.5cm 或者肿大淋巴结已经融合成团。⑤肿大淋巴结已经与皮肤或者深部组织粘连。此类主要治疗为放射、化学药物、内分泌、靶向等治疗，病情可因此减轻。

### 3. 乳腺癌手术是否越早越好？

乳腺癌治疗中要注意局部和全身治疗的有机结合，乳腺癌是以局部临床表现为主的全身性疾病，无论是乳腺癌根治术还是保乳手术，各种手术都只是局部治疗，只有全身情况得到了控制，局部治疗才会变得有意义。所以在乳腺癌的手术前需要对患者局部和全身情况进行一个详尽的评估，根据患者的临床分期确定治疗方法。

肿瘤偏大或病期偏晚时不应首选手术治疗，因为手术难度大、风险高，而且手术后肿瘤残留的概率会大大增加。应先进行术前新辅助化疗，缩小肿块，不但有利于手术切除，而且能有效地控制可能存在的微小转移灶，最重要的是可以检验敏感的化疗方案，帮助临床医生尽快找到敏感的化疗方案，以更好地进行肿瘤的全身控制，降低耐药性的发生。局部晚期乳腺癌应待病灶得到有效控制之后再进行手术。目前术前化疗越来越得到广泛的重视，这已成为不争的事实。

## 二、了解乳腺癌的手术方式

乳腺癌外科治疗历经了根治术、扩大根治术、改良根治术和保留乳房术四个历程，扩大根治术已较少采用，改良根治术是目前最常用的术式。乳腺前哨淋巴结活检术的发展和应用，使得患者术后并发症降低，患者生活质量进一步提高。

### 1. 乳腺癌常见的手术方式有哪些？

乳腺癌手术其实就是关于保/切乳房＋保/清扫腋窝淋巴结两个手术的不同组合。

（1）保乳＋前哨淋巴结活检术　手术中保留乳房并且保留腋窝淋巴结。

（2）保乳＋腋窝淋巴结清扫术　这个手术也简称"保乳根治术"。完整切除肿块及肿块周围 1cm 的组织，并行腋窝淋巴结清扫。术后辅以放疗、化疗、靶向治疗、内分泌治疗等。

（3）全乳切除＋前哨淋巴结活检术　手术中切除乳房，仅做腋窝前哨淋巴结活检术，而腋窝淋巴结得以保留。

（4）乳腺癌改良根治术　有两种术式，一是保留胸大肌，切除胸小肌；二是保留胸大肌、胸小肌，为目前最常用的手术方式。

（5）乳腺癌根治术　手术切除整个乳房、胸大肌、胸小肌、腋窝和锁骨下淋巴结。适用于局部晚期乳腺癌、中高位腋窝淋巴结转移或肿瘤浸润胸大小肌的患者。

## 2. 腋窝怎么处理？

腋窝手术也分为"腋窝淋巴结清扫术"和"保腋窝淋巴结手术（即前哨淋巴结活检术"，简称"前哨"）两种手术。保腋窝淋巴结的手术适用于腋窝淋巴结没有受肿瘤侵犯的患者，而腋窝淋巴结清扫术则适用于腋窝淋巴结受累的患者。

### 三、了解乳腺癌保乳手术

保乳术全称为保留乳房的乳腺癌切除术，包括乳腺癌的局部切除和腋窝淋巴结的清扫，是治疗早期乳腺癌的手术方式之一。在乳腺癌的治疗上，保乳术在手术切除范围上趋向缩小，尽量维持患者乳房的美观效果，保留住女性自信的象征；但同时保乳术也保证完全切除肿瘤，切缘应保证未发现癌细胞，以减少转移和复发。保乳术及术后综合治疗已成为治疗早期乳腺癌的主要方法之一。

#### 1. 保乳术有什么优点？

（1）切除范围小，术后并发症少，并且可以保持原有的身体外形。因此，保乳术后患者生活质量显著比乳房切除患者的生活质量要高很多。

（2）保乳术的乳腺内的复发率与乳房切除手术的胸壁复发率基本持平。

（3）保乳术＋放疗后可以获得与乳房切除手术相同的长期生存率。

#### 2. 哪些患者适合做保乳手术？

（1）肿瘤大小　中等大小的乳房，原发肿瘤直径≤3cm。

（2）肿瘤是不是多中心病灶　单一孤立的肿瘤，X线示局限性细小簇状钙化灶。

（3）肿瘤分期　$T_{0\sim1}N_{0\sim1a}M_0$。

（4）肿瘤的部位　肿瘤距乳晕＞2cm，乳腺区段切除可获镜下切缘癌阴性者及广泛导管内癌阴性者。

（5）肿瘤组织分型　组织学为高分化型癌或癌分级为Ⅰ～Ⅱ级者。

（6）患者自愿保留乳房者，年龄35～60岁者。

（7）无胶原性血管性疾病。

（8）有条件进行放疗及长期随访者。

#### 3. 哪些患者不适合做保乳手术？

（1）保乳术的相对禁忌证

① 过大而悬垂的乳房。

② 原发瘤直径＞3cm而乳房过小。

③ 单一孤立的肿瘤，X线示区域性云雾状钙化灶。

④ $T_{0\sim1}N_{1b}M_0$ 而怀疑与深筋膜固定者，肿瘤距乳晕＜2cm，但无侵犯乳头的临床征象。

⑤ 组织学分化不良或核分化Ⅲ级者，伴周围淋巴管浸润阳性或者其他组织学分子生物学明显不利因素者，有乳腺癌家族史者。

⑥ 患者合作困难或者有妨碍复查的因素。

⑦ 年龄≤35岁或妊娠、哺乳期患者。

（2）保乳术的绝对禁忌证

① 原发浸润胸肌。

② 多发瘤灶，X线示弥散性星状钙化灶。

③ $T_1N_2M_0$ 或与深筋膜固定者，肿瘤原发于乳晕区域，累及乳头或广泛的Paget病，有肉眼癌残留或导管内癌重复切除镜下切缘癌阳性者。

④ 既往有血管胶原病史者。

⑤ 不接受保留乳房治疗者。

保乳术在配合化疗和放疗的基础上，患者的远期生存率和局部复发率与根治术相同。如果发生局部复发，仍可再次手术切除，并不影响治疗效果。保乳术后复发的再次手术，在术前需要做全面的全身检查排除是否发生其他部位转移。如果没有发现其他部位转移，则与普通乳腺癌治疗方案一致，手术可改为乳腺癌改良根治术。

# 第二节　乳腺癌术前需要做的检查

医生为了明确诊断，了解患者是否适合进行手术，如适合手术，哪种手术方式为优选，会给患者做一系列的检查，以保证患者安全及手术治疗效果。

## 一、术前一般检查

1. 术前常规需要做哪些检查？

乳腺肿瘤患者住院后，主管医生会对患者进行常规的病史询问、体格检查（包括乳房的视诊、触诊），一般还要根据情况进行以下检查。

（1）入院后次日晨空腹抽血、留大小便（包括血常规、血型、凝血全项、生化、电解质、传染病监测、尿常规、粪常规等）。

（2）心肺功能检查。

（3）胸部X线检查。乳腺钼靶检查。磁共振检查（需要保乳或钼靶、超声诊断不清楚的患者）。

（4）超声检查（包括双侧乳腺、腹部-盆腔 B 超）。

（5）B 超引导下的穿刺活检。

## 2. 术前常规检查有哪些注意事项？

（1）生化检查、腹部 B 超检查需要空腹。

（2）某些药物（如阿司匹林、华法林等）会影响凝血功能检查的结果，可在住院第一天主动告诉医生自己正在服用什么药物，由医生决定是否停用。

（3）留尿的时候，应用温水清洁会阴部后取中段尿，女性要避开月经期，以免被月经污染，造成红细胞、白细胞升高的假象。

## 二、乳腺专科检查

乳腺检查中最常用的仪器检查是乳腺钼靶检查和乳腺超声检查，磁共振检查一般用于常规检查不能诊断的肿物或者保乳手术前排除多发癌。

### 1. 乳腺钼靶检查有哪些优点？

乳腺钼靶检查全称为"乳腺检查 X 线摄影检查"，是乳腺癌临床常规检查和乳腺癌预防普查最好的方法之一。

（1）是最简便、最可靠的无创性检测手段，且分辨率高，重复性好，留取的图像可供前后对比，不受年龄、体形的限制。

（2）能检测出医生触摸不到的乳房肿块，特别是对于大乳房和脂肪较多的乳房，其诊断价值高，敏感度可达 95%；少许以微小钙化为唯一表现而临床表现阴性的 $T_0$ 期乳腺癌，也只有通过乳腺钼靶检查才能被早期发现和诊断。

（3）如果发现某些早期病变又不容易确诊，可以进行随访摄片观察。

### 2. 乳腺钼靶检查对身体有害吗？

乳腺钼靶检查是一种低剂量乳腺 X 线拍摄技术，而且放射线对人体的危害与年龄有关：年龄越低，暴露于 X 线下患癌的危险越大；年龄越大，则危险越低。40～50 岁期间，可以每年做一次乳腺钼靶摄片，50 岁之后可以每 1～2 年做一次钼靶摄片。

### 3. 乳腺钼靶检查前有哪些注意事项？

（1）检查前请选择易于穿脱的衣裤。检查时必须完全脱去上衣及装饰物，注意保管好贵重饰物。

（2）尽量避开月经期，在经期前后 3～5 天检查。

（3）为了能清楚呈现深部组织的影像，减少辐射剂量，技术人员会尽量压扁乳房，照片压迫时间 1min，此时患者会感到压力或疼痛，应静止直至压迫解除，不要因疼痛移动身体，以免照相失败。

### 4. 乳腺超声检查有哪些优势？

乳腺超声检查作为一种无痛、无害、方便、经济的检查方法，广泛应用于乳腺的检查。通过彩超检查初步明确乳腺肿块性质。临床上，超声检查主要应用于鉴别乳腺肿块的良恶性、发现早期乳腺癌、检查腋窝及锁骨上有无肿大淋巴结，能为临床诊断及治疗提供可靠的依据。当乳腺钼靶检查有可疑高密度影或可疑双侧不对称影以及丰满乳房触诊可疑时，超声检查的意义更大。超声诊断主要在下列情况时更具价值。

（1）对乳腺钼靶 X 线片上边界清楚的结节的评估。在鉴别结节是囊性或实性病变方面有明显的优势。

（2）当体检所见和乳腺钼靶检查之间有不一致的情况时，超声有助于分析病变的性质。如体检有所发现而乳腺钼靶检查为阴性时，尤其是致密乳房，超声常能显示有或无病变。

（3）超声有利于细察因解剖原因在乳腺钼靶检查显示不出来的病变。

（4）超声引导下穿刺病理学检查可直接获取病理诊断。

（5）超声可用于触摸不到的乳腺病变，可据此进行手术前的金属丝定位。

（6）超声优于乳腺钼靶检查还在于评估乳腺硅胶假体状况，尤其是有破裂和漏出时。还可用于植入物附近检查中触摸到和触摸不到的病变的导引穿刺。

### 5. 如何看超声和钼靶检查（BI-RADS 分级）结果？

BI-RADS 分级系统是 1992 年由美国放射学会（ACR）提出并推荐采用的"乳腺影像报告和数据系统"，BI-RADS 结果分为 0～6 级。

0 级：现有影像未能完成评估，需要进一步评估，建议结合临床查体，或其他影像学检查。

1 级：阴性，无异常发现。

2 级：良性征象，存在明确的良性改变，无恶性征象。

3 级：良性可能大，这一类的恶性率一般小于 2%。建议短期随访（3～6 个月）及做其他检查。

4 级：可疑异常，但不具备典型的恶性征象，应考虑活检。再继续分成 4A（恶性可能性 2%～10%）、4B（恶性可能性 10%～50%）、4C（恶性可能性 50%～95%）。临床医生和患者可根据其不同的恶性可能性对病变的处理做出最后决定。

5 级：高度怀疑恶性，恶性可能性大于 95%。

6 级：已行活检证实为恶性。

# 第三节　乳腺癌手术前需要做好的准备

手术前准备一般包括手术前饮食准备、手术前麻醉评估、手术前心理准备等。

## 一、手术前的应对

（1）手术前几天应改善营养状况，进食高蛋白、高热量、高维生素且易于消化的食物。注意饮食卫生，严防因肠道疾病而耽误手术。

（2）准备好术后个人日用品如毛巾、盆、吸管（方便术后饮水）、纸巾等。

（3）做好个人清洁卫生，包括洗澡、洗头、剪指甲，取下首饰、义齿交给家属妥善保管。不化妆、不涂指甲油，因术中麻醉师会通过观察口唇和指甲来判断患者缺血缺氧的情况。

（4）配合做好术前各项检查，签署手术知情同意书，和医生共同商定手术方案。

（5）做好心理调适，听一些轻音乐或阅览一些休闲刊物以缓解术前的紧张和焦虑。

（6）术前护士会给患者备皮，即用剃毛刀清除胸部和腋下的毛发，若需要做重建的患者，在供皮区也会按需要备皮。

（7）手术日患者应当一早换好手术衣，为方便手术和插尿管，不穿内衣、内裤。

## 二、了解手术时的麻醉

1. 与乳腺癌手术有关的麻醉有哪些？

与乳腺癌手术有关的是全麻及局部浸润麻醉（通常也简称为局麻）。

2. 麻醉后，患者的状态是怎样的？

局麻的患者神志清楚，手术时还可以与医生交谈。全麻的患者的状态可以理解为处于熟睡状态，手术的过程中不会有任何感觉，也不会害怕，手术对于患者而言只是睡了一觉。

3. 麻醉对患者会有哪些不良影响？

有误传全麻会影响智力（尤其是小儿），椎管内麻醉会影响下肢活动。其实，全麻对成人智力没有任何影响，也没有确切证据说明对小儿的智力有明确的影响。现在的全麻药物通常代谢很快，手术结束通常大部分麻醉药就代谢完了，除非特别体质的人，一般术后 1 天后就没有多少残留。椎管内麻醉对下肢活动的影响主要是因为麻醉药过后还会持续一段时间，等药物代谢完了也没有影响。但是，麻醉状态下，人体的生理是有相当改变的，如肝功能不全的患者麻醉的时候容易出现意外，风险高。体弱的患者，如老年患者，尤其有心脑血管疾病（如高血压病、糖尿病、脑梗死、脑出血）或者有酗酒、长期吸毒等情况的患者，术后小部分患者会出现反应性精神病，表现为不认人、不认地点、瞎说瞎闹，但多可随着时间而逐渐恢复正常，不需要特别的治疗。

### 4. 全麻有后遗症吗？

在身体正常的情况下，麻醉药对人体无影响，只是有些麻醉药会在术后短期出现胃肠道不良反应，如恶心、呕吐等。术中及术后会给患者吸氧，以促进气体交换，还会进行大量补液，以利于麻醉药经肾代谢排出体外。在正常情况下，麻醉药对人体无害，一般不适症状在一天内即可缓解，不需要特殊处理，也不会有后遗症。

### 5. 麻醉后康复有哪些注意事项？

（1）体位　术后 6h 内去枕平卧，头偏一侧，目的主要是防止患者呕吐引起吸入性肺炎。麻醉清醒、血压平稳后取半卧位，缓慢摇高床头。

（2）清洁口腔　立即清理口腔等处的呕吐物，以免口腔内残存物造成误吸。

（3）术后鼓励患者多咳嗽，不必担心咳嗽牵扯伤口，可以预防坠积性肺炎发生。

（4）饮食　术后 6h 禁食禁水。6h 后若无呕吐等症状，开始少量饮水。


## 三、手术前心理准备

### 1. 手术前怎样放松心情？

学会自我心理调适，放松心情。乳腺癌根治术会引起身体部位形态发生变化，因而必然引起紧张、焦虑等负面情绪。手术前，患者可以在与医生谈话时充分沟通，详细了解疾病相关知识及注意事项，患者应积极与医护人员及家属沟通，倾诉内心，树立战胜疾病的信心。

### 2. 术后怎样改善自我形象？

术后可通过佩戴义乳维持体形均匀对称，减少因不相称姿势而引起的颈肩痛，提高自我形象及自信心。乳腺癌手术后 4~6 周，乳腺伤口完全愈合，无不适之后，才可装配义乳。

佩戴义乳需注意以下几点：①选择合适的形状、大小和重量的义乳，另外合身的文胸亦非常重要。②义乳应放置在儿童无法触摸的地方，以免造成误食误吞的危险。③勿将义乳放置在靠近高温、高压、火源等地方，以免发生火灾的危险。

# 第四节　乳腺癌术后快速康复及其应对

目前对乳腺癌的治疗仍以外科手术切除为主。疾病本身和手术创伤不仅给机体带来严重的身体应激，同时乳房作为女性第二性征的典型代表，也会在身体缺陷、自我形象等方面对患者产生巨大的负面影响。目前，加速康复外科理念逐渐在乳腺癌围术期展开研究，加速康复外科模式可以减少乳腺癌患者术后并发症、减轻术后创伤、促进患者早期康复、减少患者术后炎症反应等。

## 一、术后的心理状态调整

手术前后您的心理状态对术后的恢复和手术的效果至关重要，有些人从发病到接受治疗，一直处在担心、焦虑、恐惧当中，往往影响食欲、睡眠，不利于术后的身体恢复。术前开始就要注意自我调节，可听舒缓的音乐，与其他手术后患者交流。医护人员也会为您介绍手术流程和手术前后注意事项、手术成功的案例，以增强您治疗的信心。家属尤其是夫妻、子女应该多鼓励、支持，建立手术后的生活目标，认清患病的事实，消除各种负面影响，用积极的情绪引导您树立生活的信心。

## 二、手术后的饮食选择

乳腺手术不同于胃肠道手术，术后早期进食能增加内脏血流量，促进肠蠕动，保护肠黏膜功能，增加营养供给，防止长时间禁食引起的机体内环境紊乱，促进切口愈合康复。

### 1. 手术期间营养注意事项有哪些？

手术期间营养支持非常重要。建议进优质蛋白、高维生素、低脂饮食。优质蛋白主要以动物的肉类、奶制品、豆制品为主，高维生素的食物是指瓜果蔬菜，这些通过日常饮食即可以满足，不需要额外补充蛋白质和维生素。低脂肪的饮食即日常生活中避免摄入过多的动物油脂、五花肉、鸡汤或骨头汤（鸡皮或者骨髓内的饱和脂肪会大量溶于汤中）。

### 2. 术前饮食注意要点有哪些？

NRS2002 营养风险评分＜3 分，不接受乳房重建手术的患者，术前正常饮食即可。
NRS2002 营养风险评分＜3 分，需行乳房重建手术的患者，在术前以高蛋白、高热量饮食+口服营养素（ONS）营养补充。如既往血清白蛋白低于 35g/L，建议在每日推荐的膳食外补充乳清蛋白。

NRS2002 营养风险评分≥3 分，则应由营养师根据您个人情况，为您制定个体化的营养处方。待营养风险得以纠正后，再进行手术。

手术前一天晚餐取易消化清淡饮食，并于术前禁食 8～12h，禁饮 4～6h。

### 3. 术后饮食注意要点有哪些?

接受全身麻醉的乳腺癌手术患者，手术后 6h，无恶心、呕吐情况下开始饮水，若无呛咳、误咽等不适，可给予温流质饮食（米汤、蒸鸡蛋等，避免牛奶、豆浆、马铃薯及过甜食物）。以后逐步过渡到富含蛋白、低脂肪的半流质饮食和软食。次日半流质（烂的挂面、烩馒头、稠粥），再根据个人情况在术后 3～5 天恢复到普食（每天饮食应包括谷粮类及豆类、动物类食物、蔬菜、水果及油脂类食物，少用煎炸和难以消化的食物以及强烈的调味品）。少量多餐，适当运动，用酸奶替代牛奶，以免腹部胀气。

由于患者在手术过程中麻醉时间长、创伤较大，术后患者易出现食欲下降，如每日无法正常摄入日常饮食，可以用 ONS 制剂替代三餐，再在此基础上增加日常食物的摄入，逐步过渡到正常饮食。

## 三、手术后的功能锻炼

术后因为手术和限制活动会出现患侧上肢水肿。术后早期系统的康复功能训练可促进局部血液循环和淋巴回流，减轻患侧上肢淋巴水肿、肩足关节运动受损、精细运动障碍等并发症。术后护士会根据病情指导活动。

### 1. 手术当日注意事项有哪些?

麻醉苏醒回病房后，取平卧位，6h 后可摇高床头，取半卧位，以利于伤口引流。家属可在护士指导下帮助翻身，活动手术侧手臂，督促鼓励在床上活动双下肢及未行手术侧上肢，以促进血液循环，活动时注意先保护伤口引流管和导尿管，防止管道脱出。

### 2. 手术次日注意事项有哪些?

手术次日拔除导尿管后即可在医护人员的指导和帮助下，先练习床旁站立，在家属协助下进行室内活动直到自行上洗手间，家人扶持时不要扶患侧，以免腋窝皮瓣滑动而影响愈合。蹲、坐、起立时注意活动缓慢，防止身体不适跌倒，在体力许可的前提下逐步增加活动量和活动范围。

### 3. 患侧上肢功能锻炼方法有哪些？

手术是治疗乳腺癌的主要方法，早期进行患侧上肢功能锻炼可以增加肌肉力量、预防粘连、促进关节活动范围的恢复。乳腺癌术后的功能锻炼方案如下。

（1）术后回病室即予一软枕垫于患肢下，同时开始练习深呼吸、鼻吸气、口呼气、做伸指、握拳、屈腕锻炼，家属辅助按摩患肢，从外侧到内侧。并注意保暖。

（2）术后1～3天用健侧上肢或他人协助患侧上肢进行屈肘伸臂等动作，并逐渐过渡到肩关节的前屈（小30°）、后伸（小于15°）。

（3）术后4～7天鼓励患者用患侧手洗脸、刷牙、进食，用患侧手触摸同侧耳朵和对侧肩部。

（4）术后7天以肩部为中心前后摆臂，循序渐进地做抬高患侧上肢、手指爬墙、梳头等锻炼，每日3次或4次、每次20～30min。

（5）颈部运动  通过颈部肌肉群的运动缓解长时间卧床引起的颈肩背部的不适。运动幅度由小到大逐步增加，在训练过程中不可操之过急，家人应多督促鼓励。

功能锻炼的达标要求：2周内患侧上肢能伸直、抬高绕过头顶摸到对侧耳朵。达标后仍需继续进行功能锻炼。一般1～2个月内使患侧肩关节功能达到术前或对侧同样状态。

### 专家提示

运动之前咨询医生。术后7天内限制肩关节外展。严重皮瓣坏死者，术后2周内避免大幅度运动。皮下积液或术后1周引流液超过50mL时应减少练习次数及肩关节活动幅度（限制外展）。植皮及行背阔肌皮瓣乳房重建术后要推迟肩关节运动。

## 四、手术后的伤口护理

手术后伤口依手术方式、肿瘤部位的不同而有所不同，一般7～14天可以拆线，干净伤口一般在术后3天以后可以淋浴，如果是外层防水敷料，可正常淋浴直至拆线时再移除。拆完线后的伤口可用美容胶横贴于瘢痕直至瘢痕成熟，一般3～6个月，并可逐步按摩伤口瘢痕硬化处。持续按摩瘢痕一整年，可使局部组织柔软、富有弹性。

## 五、术后各种特殊管道护理

### 1. 伤口负压引流管护理注意事项有哪些？

负压引流可将伤口内渗血引出，便于对引流液直接观察，准确记录引流量及颜色变化，及时发现问题并处理。保持引流管通畅，使其无扭转、受压、堵塞，定时挤压引流管，保证负压吸引有效。妥善固定好引流管及引流器，防止脱落。活动时，引流器应低于引流管，避免气体及液体反流而引起逆行感染。术后拔管时间应根据伤口恢复情况而定。

### 2. 导尿管护理注意事项有哪些？

妥善固定好尿袋，保持尿管通畅，活动前应调整好引流管的长度，管随人动，翻身时要注意把固定尿袋解下来再翻身，任何时候尿袋应低于尿道及膀胱位置，以防尿液反流；并及时倾倒引流袋。留置尿管期间，保持尿道口清洁，每天温水清洁1～2次；每天饮水保持在2000mL以上，尿量至少维持在每天1500mL以上，起到自然冲洗作用，以减少尿路感染及尿路阻塞的机会。拔出尿管前依从护士指导夹导尿管，每3～4h开放一次，使膀胱定时充盈和排空，促进膀胱功能的恢复。如不慎脱出，也不必紧张，应及时通知医护人员，取得帮助。

## 六、手术后的疼痛处理

疼痛是术后最常见的症状，术后疼痛常导致不敢或不愿早期活动，影响术后恢复，可导致住院时间延长。术后如果出现伤口疼痛，影响休息与活动时，需及时告知医护人员，手术后一般采用静脉镇痛泵镇痛18～24h，自控静脉镇痛泵的应用使机体处于持续镇痛状态，可缓解术后疼痛引起的不适和焦虑，以便能早期活动，减少并发症的发生。术后活动时为了防止引流管移动引起疼痛，家属或您可在活动前先手持引流管，固定伤口再移动；咳嗽时可以让家属用手掌护住伤口，减轻咳嗽时伤口震荡引起疼痛。同时，家属的辅助按摩、术后的功能锻炼、手动拉伸和全身锻炼可以有效改善乳腺癌术后的肩关节活动范围，也是改善上肢疼痛的有效方法。

## 七、手术后的呼吸功能锻炼

术后由于麻醉插管、手术创伤，可出现咽喉不适、手术区域疼痛、引流管刺激不适、加压包扎处紧束不适感以及一般术后的低热、精神、食欲不佳等情况，会影响呼吸、通气功能。如出现咳嗽不适，可行雾化吸入，并练习有效咳嗽排痰、呼吸功能锻炼方法，预防肺炎的发生，促进术后肺部功能恢复，减轻伤口疼痛和焦虑。

### 1. 有效咳嗽排痰方法怎样操作？

（1）坐位，身体稍前倾，双脚着地，双手环抱，头枕胸前，进行数次深而缓慢的腹式呼吸。

（2）深吸气末屏气，然后缩唇（噘嘴）缓慢地通过口腔尽可能呼气。再吸一口气后屏气 3～5s，从胸腔进行 2～3 次短促有力的咳嗽，张口咳出痰液。

（3）拍背

① 患者取坐位或侧卧位。

② 家属手指指腹并拢，掌侧呈杯状（图 3-1），以手腕力量，从肺底自下而上、由外向内、迅速而有节律地叩击胸壁，每一肺叶叩击 1～3min，每分钟 120～180 次，叩击时需要发出一种空而深的拍击音才表明手法正确。

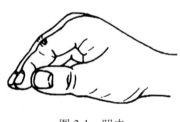

图 3-1　叩击

③ 叩击时应该用单层薄布保护胸廓部位，避免直接叩击引起皮肤发红，同时也应避免过厚覆盖物降低叩击时的震荡效果。避开乳房、心脏和骨突部位（如脊柱、肩胛骨、胸骨）和拉链、纽扣。饭后 1h 内不宜拍背，以免引起呕吐。

④ 乳腺术后要注意在咳嗽时从两侧按压伤口，以抵消咳嗽所致的伤口局部牵拉。

## 2. 腹式呼吸法

又称膈式呼吸，呼吸时胸部尽量保持不动，吸气时用鼻深吸气，将腹部鼓起，呼气时则缩唇缓慢呼气，腹部尽量回缩。呼气时间要比吸气时间长 1～2 倍，见图 3-2。

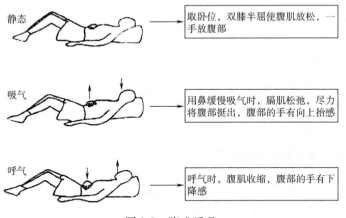

静态 → 取卧位，双膝半屈使腹肌放松，一手放腹部

吸气 → 用鼻缓慢吸气时，膈肌松弛，尽力将腹部挺出，腹部的手有向上抬感

呼气 → 呼气时，腹肌收缩，腹部的手有下降感

图 3-2　腹式呼吸

## 3. 缩唇呼气法

是一种患者较易掌握的呼吸功能康复训练的技巧。其方法为：先闭嘴，用鼻吸气 2～3s，再缩唇如吹口哨样口型，缓慢呼气 4～6s，呼气时缩唇大小程度由患者自行选择调整，呼气力度在呼出气流能使距口唇 15～20cm 处的蜡烛火焰倾斜而不熄灭，见图 3-3。

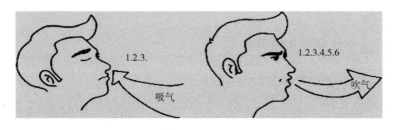

图 3-3　缩唇呼吸

# 第五节　乳腺癌术后乳房重建及功能康复

接受乳腺癌手术的患者即将失去重要的第二性征——乳房，这使患者要面对失去乳房以后来自丈夫、朋友及工作上的压力，功能障碍也影响到日常生活或者娱乐活动的不方便。大部分患者在行部分或全部乳房切除后，未行重建手术来恢复完整的外观，这使得患者本身会感到有缺陷而没有自信心，甚至一部分失乳患者患上了抑郁症。目前技术发展，可以进行乳房重建，消除这些阴影。

## 一、了解乳房重建

1. 为什么目前做乳腺重建的患者并不多？

（1）个别医院的医疗能力不够，其次是社会的宣传不够，未能适时提供相关信息。

（2）目前我国大部分乳腺癌患者，在第一次得知自己患乳腺癌的诊断时，常没有被告之有同时选择重建的机会，也因此失去了立即重建的机会。

（3）经济承受能力差　既往我国的经济相对落后，医保大多不予以支付，造成了很多患者在生活品质上并不敢过于奢求。

（4）社会的误解　社会上某些人认为只要乳腺癌痊愈就好了，完全不需要去注重外观及生活品质的影响，故较多的乳腺癌患者很少有良好的生活品质，无论于家庭、社会或人际关系上皆不受到重视。

2. 乳房重建的时机怎么选择？

乳腺癌术后乳房再造的时机可以分为即刻（Ⅰ期）乳房再造和延期（Ⅱ期）乳房再造。需要向乳腺肿瘤外科医师做咨询。如果是已行乳房切除术的患者，也可在放射线治疗、化学治疗后的 6 个月后行重建手术。至于要不要行重建手术，可在和家人商议之后做进一步的决定，并非绝对性的。

## 二、乳房重建重塑女性美丽

### 1. 乳腺癌术后即刻乳房再造有什么优点？

近年来，越来越多的医师主张全乳术后Ⅰ期乳房再造。与Ⅱ期再造相比，具有以下优点：①术后没有经历失去乳房的痛苦；②术后乳房形态更好；③减少住院时间和费用；④保留皮肤的乳房切除的优势，即保留自己的皮肤改善了乳房再造的美容效果，同时减少为双侧乳房对称的整形机会，因此保留皮肤的乳房切除联合即刻乳房再造技术已成为当前的研究方向。Jensen将保留皮肤的乳腺癌改良根治术后即刻乳房再造术称为"乳房体置换疗法"，认为该技术将会成为早期乳腺癌的治疗首选方法。

### 2. 乳腺癌术后再造会增加复发的概率吗？

乳腺癌术后再造的安全性已经得到大量研究证实。美国也有研究指出，Ⅰ期再造并不延误辅助化疗，且对再造乳房影响不大，Ⅱ期再造术后瘢痕组织牵拉明显，不利于乳房的塑形，也不影响局部复发的诊断。

### 3. 乳腺癌术后乳房再造有哪些方法？

（1）假体乳房再造　需要术后行放射治疗的患者行假体乳房再造应慎重。解剖型假体使再造乳房外观更加接近自然下垂状态；10～15mL微小假体降低了包膜挛缩、假体泄漏发生率；可调试双囊假体可弥补再造乳房过小的缺点，解决了二次手术的问题。

（2）自体组织再造　自体组织乳房再造可获得一个更自然、有一定下垂度、质地软、温度一致、可耐受放射治疗的乳房。传统手术中最常用的自体组织供区来自腹壁，最常用的腹壁皮瓣有横行腹直肌肌皮瓣、腹壁下动脉穿支皮瓣。某些患者由于组织量不足或腹部曾接受过手术造成血供受损，导致腹部组织不能作为供区，应根据情况考虑其他供区的自体组织乳房再造技术，如背阔肌肌皮瓣和背阔肌肌皮瓣联合假体。

（3）保乳治疗后的整形修复　行保乳治疗切除部分腺体后，直接缝合常导致乳房的变形、移位、缩小等，影响与健侧乳房对称，这种情况也需要整形修复。采用皮瓣充填或切取部分大网膜局部充填的方法修复。

（4）对侧乳房的处理　双侧乳房不对称是乳房再造最常见的问题，修复方法有缩乳成形、乳房提升和隆乳术。双侧乳房对称性的修复在术后3～6个月为宜，可与乳头、乳晕再造共同完成，可以较明显地改善整个乳房的外观，避免再次手术。

（5）乳头、乳晕的再造　是乳房再造不可缺少的组成部分，也是整形外科中较难解决的领域。国内外多数学者认为乳房再造术后至少 3 个月行乳头、乳晕再造为宜。常用的乳头再造包括复合组织游离移植（取自对侧乳头、小阴唇或耳垂软组织等）和局部皮瓣设计。常用的乳晕再造包括健侧部分乳晕游离移植乳晕再造、文身法乳晕再造、植皮法乳晕再造。目前普遍应用局部皮瓣成形法和乳晕再造的文身技术。

### 4. 需要做放疗的乳腺癌患者可以做乳房重建吗？

明确需要接受术后辅助放疗的患者，建议考虑进行延期重建或分期乳房重建。放疗可能对重建乳房的外形造成不利影响，有经验的团队可考虑即刻重建后再给予放疗，一般建议采用自体组织皮瓣，以期降低放疗对重建乳房的影响程度。曾经接受放疗的患者如果采用植入物重建，常发生较严重的包囊挛缩、移位、重建乳房美观度差和植入物暴露，因此，放疗后的延期乳房重建，不宜使用组织扩张器和植入物的重建方法，而应该首选自体组织皮瓣。

## 三、乳腺癌重建术后生活照顾

### 1. 乳房重建患者术后如何选择并穿戴合适的胸罩？

（1）使用假体再造　使用假体的乳房重建，在术后的胸罩选择上，在术后 2 周内不可穿着胸罩，2 周后可穿着无钢丝胸罩，至少需经过 1～2 个月的时间，才可穿着有钢丝的胸罩。

（2）使用血管蒂皮瓣转移　使用血管蒂皮瓣转移的乳房重建，在术后的胸罩选择上，因胸罩会压迫到转移的血管，在术后 1 个月才可开始穿着无钢丝的胸罩，而术后 3 个月后才可开始穿着有钢丝的胸罩。

（3）使用自由组织皮瓣转移　使用自由组织皮瓣转移的乳房重建，在术后的胸罩选择上，可就血管吻合的位置不同而有些许差异。当血管吻合处为内乳动脉及静脉时（即在胸口的位置），在术后下床时（术后第二天）即可穿着软钢丝的胸罩，而血管吻合处在胸背动脉时（即在腋下的位置），则下床时仍需穿着无钢丝的胸罩。

### 2. 穿戴胸罩注意事项

（1）无禁忌者术后需及早穿戴胸罩，以塑造较完美的胸型。故在术后 1 个月内，应穿戴全罩杯、包覆性较好、有集中托高效果的胸罩。

（2）在质地和材料上，应尽量柔软、无厚衬，以避免厚衬对皮瓣组织造成压迫，而使部分组织产生血流不顺、皮下淤血甚至坏死的情形。

（3）在剪裁上，罩杯若为水平剪裁，对胸型较易造成压迫，所以尽量选择一体成型、垂直剪裁或斜剪裁的胸罩，较易塑造出高挺的胸型。一般来说，在术后 2～3 个月，胸型即会逐渐固定，此时在胸罩的选择上就较无限制，可穿着 3/4 罩杯或半罩杯的胸罩。

（4）穿戴胸罩时，身体应稍前倾，让乳房自然垂下，将胸罩下缘贴紧胸部下缘，再将背扣扣上，然后用同侧手掌托住乳房外侧，再用对侧的手将腋下的乳房及皮瓣组织拨入罩杯中，用这种方式将两侧的乳房都置入罩杯内，就可以穿出完美的胸型。

（5）合适的尺寸，水肿消退后及时调整正确的尺寸。站立或坐直测量上、下胸围。下胸围即胸部下缘，上胸围为乳房最高的位置，若乳房已有下垂的情形，需将乳房托高再测量，才能量出正确的尺寸。

### 3. 乳房重建后怎样自我照顾？

（1）手术后 1～2 天较不舒服，重建的乳房会有点肿胀、轻微淤血，一般于术后 1 周开始慢慢消退。

（2）采取均衡饮食，术后绝对禁止抽烟，因为尼古丁会造成血管收缩，使伤口愈合不良或坏死；此外避免食用含咖啡因的食物，例如咖啡、茶叶、可乐、可可、巧克力等。

（3）若出院时引流管尚未拔出，需依医护人员的指示处理与记录每日引流量。

（4）拆线之后可以淋浴，可穿胸罩，穿着柔软棉布全罩杯的胸罩，重建手术患者穿塑型内衣。

（5）术后活动

① 术后 1 周内：乳房重建侧肩膀暂时减少活动，以免过度拉扯缝合好的血管，可以进行患侧手部的握拳、伸直运动，手肘也可以缓和地弯曲及伸直，每小时各做 10 次。1 周内避免手向外平伸 90°（外展 90°）及向身体夹紧（内缩 0°）。DIEP 重建手术后卧床 3～4 天，取屈髋屈膝位，背阔肌重建患者患肢制动。取腹部皮瓣患者下床走路时，最好弯腰、膝盖微弯曲，直到腰部不觉得紧紧的，睡觉时膝盖下可放 2～3 个枕头。

② 术后 2～4 周：乳房重建侧肩膀可以开始做抬高的动作，速度要放慢，动作幅度以感觉不痛的范围内为准，腹壁下深动脉穿支皮瓣（DIEP）重建患者下床活动早期，将上身前弯腰，逐步恢复直立行走。DIEP 重建患者术后 2 周保持屈髋屈膝位。

③ 术后 1 个月：乳房重建侧肩膀每小时各做 10～20 次上下、前后、左右三组动作，DIEP 重建患者使用腹带加压包扎 3～6 个月，穿戴塑身裤半年，并穿戴塑型内衣 3～6 个月。

（6）瘢痕处理　在医护人员指导下进行按摩、张贴胶布。乳房重建侧避免提重物、手部受伤、抽血、量血压等。

# 第六节　乳腺癌术后生活照顾

## 一、有效应对失眠

非常多的乳腺癌患者在诊断到治疗的过程中会出现许多的身心不适，其中约有三成至六成会出现失眠的问题，较一般人出现失眠的比例为高。其背后的原因包罗万象，包括各种由生理、心理、社会等层面造成的潜在病因、促发病因与恶化病因。而失眠的样貌又千变万化，有的是入睡困难，有的是没有持续的睡眠，有的是过早清醒，有的是即使睡了但第二天却觉得丝毫没有睡过觉的感觉，这当中其实需要理清可能的原因，并据此拟定适当的治疗政策，才能有效全面地处理乳腺癌患者的失眠问题。

一般而言，不管任何形式的睡眠障碍，学习一套对睡眠有益的处理法则绝对是必要的，总共有三方面：①睡眠环境，如熟悉、昏暗、舒适、安静；②要做的事，如白天适度运动、培养睡前放松的习惯、想睡再睡、准时起床，以一天 6～8h 的睡眠为目标；③不要做的事，如减少午睡，减少睡前刺激，如烟、酒、电视、过多饮食、减少躺床（睡不着时需离开床铺）。如果能够依照这些原则来面对失眠的问题，即使不使用药物，也可以大幅减少睡眠的困扰。

然而，若面对比较严重的失眠，因其大多伴随疾病本身对身心造成的明显的焦虑忧郁的情绪、乳腺癌细胞引起全身代谢及免疫功能的紊乱、癌痛、体力耗损等因素，或是担忧疾病的变化、对未来的不确定性、担忧疾病增加家人照顾的负担等心理、社会层面的影响，可能需要更积极的治疗。如癌痛的控制得宜，就可以减少失眠的问题，而非增加安眠药，因为安眠药反而可能增加患者白天昏睡及混乱睡醒周期的风险。又如较复杂的失眠，往往服用安眠药物是不够的，因为常常失眠只是焦虑忧郁情绪的冰山一角，需要面对这些情绪障碍提供适当的治疗方式，像是服用调整的药物，才能在避免安眠药物依赖的情况下，更全面地改善情绪及睡眠障碍；或是需要特殊心理治疗，来处理某些因乳腺癌而出现的问题或已经存在问题。

乳腺癌患者的失眠除了疾病本身对身心造成的影响外，往往治疗乳腺癌的过程也可能会引起失眠。约七成至八成乳腺癌的药物治疗及放射治疗，会增加患者的焦虑感、倦怠感或其他身体不适，特别是影响内分泌的药物容易造成热潮红现象，而使得患者有入睡困难或睡眠中断的情形。如果搭配一些非药物方法，也可大幅减少热潮红所导致的失眠，如注意室内的温度不宜过高，穿着应以通风透气的材质为主，甚至可以准备凉开水、小扇子在床边，以减少热潮红造成的不适，而减少酒精、香菇、咖啡、辛辣食物等，都可以减少热潮红的出现。

此外，目前经常在乳腺癌患者身上使用的包括按摩、冥想、催眠、瑜伽等方式，对乳腺癌患者在接受治疗时的症状如焦虑、疲倦、疼痛及生活品质等层面都可以达到一定程度的改善，也可搭配运用。

总之，乳腺癌患者的失眠问题涵盖层面广泛，治疗上需要针对可能造成的原因，综合运用各种药物及非药物的疗法，才能有效面对失眠的问题，进而拥有更好的生活品质。

## 二、心理康复-快乐生活三原则

据研究显示，能保持在积极性接受阶段的人，病痛程度较缓和、生活品质较佳、身心健康指数较好、亲友的身心状态也能呈现良好稳定的状态。所以乳腺癌患者保持生活快乐三原则，有助于自己的康复。

### 1. 心理康复-快乐生活第一原则是什么？

养成三好，就是好睡眠、好运动、好营养。乳腺癌患者在接受治疗、出院的过程中，要注意做好三好，尽量调整好手术、治疗、自我形象改变对自己的影响。

一好：好睡眠

休息是为了走更长远的路，有好的睡眠品质才会有愉快的心情，去挑战每一天的生活，建议一天睡 $6\sim8h$，平均 $7h$ 为佳，可保持快乐长寿并且身心健康。如果晚上真的无法入睡，可以增加白天的活动量，或是经由专业医师的指示服用助眠药物，相信经由自我的调整及专业医师的从旁协助，一般均可获得良好的睡眠。

二好：好运动

运动会使脑内分泌出快乐的物质，让自己心情愉快，也能帮助入眠，运动时建议遵守 333 原则即每周 3 次、每次 30min、每次最大心跳为每分钟 130 次。从医学生理的角度切入，呼吸、心跳是生命的重要征象，当人体面对压力时，便会同时影响呼吸与心跳的稳定。

三好：好营养

从饮食的摄取提供足量的营养成分，有助于脑的活动和情绪的安定，除了最重要的均衡摄取六大营养素外，额外摄取帮助快乐的食物也相当重要（如鲜奶、香蕉、黑巧克力等），都是不错的选择。另外如深海鱼油也是鼓励使用的营养补充品，对于忧郁症可以达到预防的效果。

### 2. 心理康复-快乐生活第二原则是什么？

四方法：说、唱、做、写。

说——如果经常压抑自己的情绪，总是把心里的苦往心里吞，不会帮助解除压力，试着找信任的亲朋好友或是心理专家倾诉，将有助于压力的发泄。

唱——大声唱喊，或是到 KTV 娱乐一下，可以帮您一扫忧郁的心情。

做——焦虑的情绪容易造成自主神经失调，建议每天做 80 次的腹式呼吸，可放松身心，或者做一些手工、剪纸、园艺等，对于恐慌与焦虑有很好的预防效果。

写——写心情日记可以帮助整理思绪，在心情又多又杂的时候，在书写的过程中做一番分析和了解，便可明白究竟为何而烦。

### 3. 心理康复-快乐生活第三原则是什么？

掌控自我情绪，学会减压，凡事从正面思考，随时鼓励自己，增加自信心，可以多跟人分享有趣的事或笑话，培养幽默感，保持愉快的正面情绪，或是练习一些冥想等放松方式，帮助稳定自主神经，保持情绪平稳。以一些行动来减压，如洗把脸让自己冷静、找个安静的地方深呼吸或是多做有益身心健康的事，感到快乐并且了解自我存在的价值。

# 第七节　乳腺癌术后康复锻炼

乳腺癌术后会发生患侧上肢功能障碍，表现为上肢淋巴水肿，肩关节运动受限等，术后及时合理的功能锻炼是促进患者上肢功能恢复的必不可少的方法，可尽可能地降低上肢障碍的发生，有利于患者形体的恢复。

## 一、乳腺癌术后常见的功能受限

①局部及上臂水肿。②手术侧的胸壁紧绷。③患侧上肢无力。④肩关节活动度降低。⑤手臂感觉异常或麻木。

## 二、手术后运动的目的

①正确有效地促进患臂淋巴侧支循环的发展，预防淋巴水肿。②恢复肩关节的活动。

## 三、手术后运动原则

（1）手术后隔天开始进行患肢握球运动，以及使用患侧手吃饭、梳头、盥洗，梳头时尤其要注意保持头颈部挺直。

（2）尽可能在镜前做运动，以矫正不当姿势，如避免患侧肩膀下垂或者躯干、颈部侧弯。

（3）所有动作应该轻柔缓慢地进行，建议最初每日至少早、中、晚各做一次，每次约 20min（每个动作进行 10～20 次），循序渐进增加次数。若在运动过程中有些微疼痛或僵硬不适，可以休息一下，并做几次深呼吸缓解不适，但需注意以伤口不疼痛为重要原则。运动需持续至少 1 年。对康复运动有任何疑问，或 1 年后肩功能仍未恢复，请与医护人员联系。

### 四、常见康复操

康复操必须根据患者个体差异，遵照医生、护士的要求循序渐进、量力而行。以下介绍两套乳腺癌术后有氧康复锻炼操。

#### 1. 第一套胸肌上臂简易操

运动一　淋巴循环的康复运动（图 3-4）
注意此运动需经医师复诊评估后，方可执行。
方法：抬高患肢手臂。由另一手由外往心脏方向按摩患肢腋下，使紧绷的肌肉放松，促进腋下淋巴循环。从患肢上侧渐进至腋下进行旋转式按摩，每次约 10min。只要有时间，皆可进行此运动。

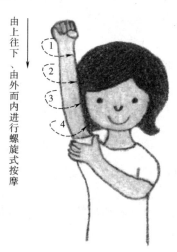

图 3-4　淋巴循环的康复运动

注意事项：最初手可能无法伸直，不必担心也不要勉强，慢慢练习至可伸直为止。初次进行此运动不要勉强，如果疲累可稍事休息后再继续。有些患者手术后 1～2 年后才发生淋巴水肿的现象，为了预防淋巴水肿，在肿瘤切除手术之后，最好尽早开始此运动。

运动二　握拳运动（图 3-5）

运动时间：手术后第 1～5 天开始。

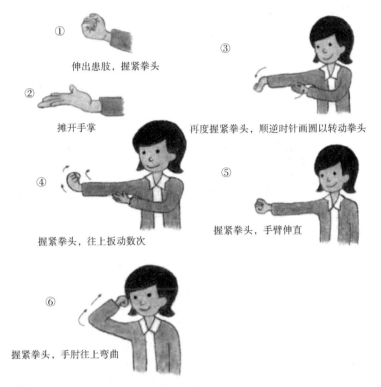

图 3-5　握拳运动

运动方式：每隔 1～2h 运动一次。①抬高患肢；②握拳、张开；③手掌、手腕以及手肘弯曲伸展动作。

运动三　梳头运动（图 3-6）

运动时间：手术后第 2 日开始。

运动方式：将患肢手臂向外伸直与肩膀平行，手臂向内弯曲，沿着头部至颈后做梳头动作，练习 20 次。

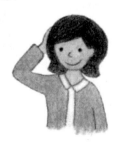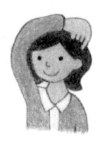

图 3-6　梳头运动

运动重点：运动时，头部不要随着手部转动，而是将手顺着头发发迹的外缘做梳理动作。如果刚开始手臂没有力量抬起，可由另一手帮忙抬高患肢。

运动四　肩轮运动（图3-7）

患侧单手挺直伸向前，手掌扳开，与身体平行顺时针画大圆后，再逆时针画大圆，来回20次。患侧单手与地面平行挺直，手掌背曲，手指合并，与上臂垂直顺时针画大圆后，再逆时针画大圆，来回20次。

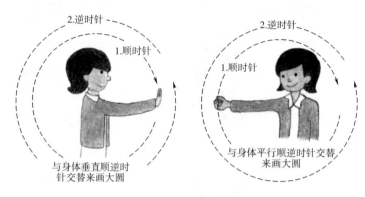

图3-7　肩轮运动

运动五　爬墙运动（图3-8）

① 面对墙站立，两腿伸直，挺胸缩腹，两手手掌平贴在墙面，手肘伸直。

② 之后左、右手交替往上移动，似爬墙动作，直到最高处后，再用同样方式下移回到起始位置，如此反复20次。运动时，如果感到疲累，可稍事休息。

备注：亦可以在墙上画妥数字格，一手下垂，另一手平贴在墙面，然后以用手指数格子的方式，逐格往上数，到顶点后再往下数。

运动六　拉绳运动（图3-9）

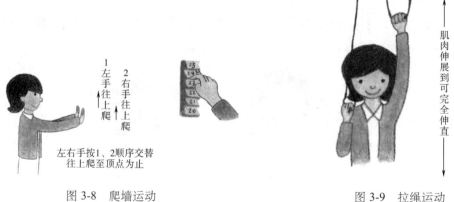

图3-8　爬墙运动　　　　图3-9　拉绳运动

抓住绳索两端，使患侧手臂提高至感觉到伤口拉痛的位置，渐渐地将肌肉伸展到可完全伸直，再缓缓降下。两臂交替做 20 次。

备注：若家中没有绳索，亦可请亲友协助。抓住协助者的双手，将单手慢慢上提至感觉到伤口拉痛的位置，肌肉需伸展到完全伸直，再缓缓降下。独自一人又无绳索时，也可徒手练习。最初手可能无法伸直，不必担心也不要勉强，慢慢练习至可伸直为止。

运动七　摆手运动（图 3-10）

①两腿分开与肩同宽，弯腰向前。②双臂自然下垂，以钟摆的方式左右摆动。③双手摆动幅度先慢慢摆到 45°左右，再逐渐提升到 90°。反复 20 次。

运动八　推墙运动（图 3-11）

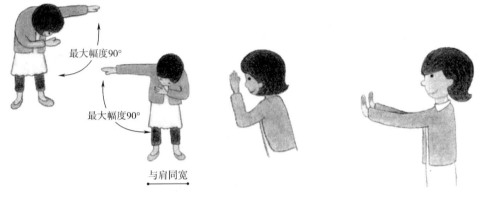

图 3-10　摆手运动　　　　　　　　　　　图 3-11　推墙运动

面对墙壁，双脚与肩同宽，将手臂抬起，手肘弯曲，手掌与肩同高贴于墙壁。双脚不移动，用力往前推至手肘伸直。手肘慢慢弯曲，身体向前倾斜，直到前额碰到墙壁为止。慢慢将手肘伸直到身体直立为止。如此往返 20 次。

## 2. 第二套运动十分美康复操

这套操共分七节：第一节是热身运动，第二节是手部及腕部功能锻炼，第三节是肘部功能锻炼，第四节是颈部功能锻炼，第五节是肩胸背部功能锻炼，第六节是穴位按摩，第七节是放松运动，以 4×4 为每一节的节拍。这套有氧康复锻炼操有助于术后上肢功能的恢复，希望患者积极进行功能锻炼，提高术后的生活质量，愿美丽自信的笑容能永久绽放在您的脸庞。

第一节　热身运动

● 锻炼要点

① 冥想：坐卧位或站位，注意保暖，全身放松，保持愉快的心情，感觉温暖的气流由脚底蔓延到全身。时间：1～3min。

② 深呼吸：坐卧位或站位身心放松，健侧手屈肘放置在肋弓，感受胸廓的起伏。

缓慢用鼻子吸气，吸气的时候胸廓扩张，再缓慢用嘴呼气，呼气的时候胸廓放松至正常。持续 4～10 个深呼吸。

● 注意事项

① 练习深呼吸有很多好处，但是要防止不健康的呼吸技巧，如呼吸过快或屏住呼吸，有可能会导致疲劳和头晕。

② 注意自然模式呼吸，不要因为深呼吸导致呼吸紊乱。

③ 在通风环境下，确保舒适，背部挺立。

④ 深呼吸时，最好闭上眼睛，然后放松肩膀和面部肌肉，全神贯注地去体验。

第二节　手部及腕部功能锻炼

第 1 小节　握拳锻炼

● 锻炼要点

坐卧位或站位，手掌朝上，先握拳，稍停，再五指充分用力张开。

● 节拍

以握拳为第一个小节拍，手指张开为第二个小节拍，重复 4×4 个小节拍。

● 注意事项

① 以掌指关节为主的功能训练可在术后麻醉清醒 4h 后即开始，训练时注意肩关节制动内收，防范术后皮下出血，以免影响伤口恢复及造成其他不利影响。

② 指伸展运动，可以用儿童手势"石头、剪刀、布"交替进行。

③ 也可手握弹力球，患侧拇指与食指挤压弹力球，注意用力适度。

④ 锻炼时间每次 3min 左右，每天 3～4 次。

第 2 小节　手指功能锻炼

● 锻炼要点

（1）扣十宣　双手自然屈曲，掌心相对，双手十指尖相互扣击。

（2）拔指　双手交叉相握，十指尽力夹紧，沿手指两侧相互按摩用力拔开。

● 节拍

（1）扣十宣　以扣一下为一个小节拍，重复 4×2 个节拍。

（2）拔指　以手指相交为第一个小节拍，手指拔开为第二个小节拍，重复后两个 4×2 节拍。

● 注意事项

① 麻醉清醒 4h 后即可做手指、腕的屈曲和伸张运动，由拇指开始，依次屈伸，术后第 1 天做五指同时屈伸，握拳运动，每次 3min。

② 扣十宣时双手指尖要扣击到位，拔指要注意力度，肩关节内收，避免牵拉伤口。

③ 十宣穴的位置在手十指的尖端，距指甲游离缘 0.1 寸，左、右共十个穴位。

第 3 小节　转腕锻炼

● 锻炼要点

坐卧位或站位，手指握拳或放松，上下活动手腕，配合手腕内外旋转运动。

● 节拍

以双手腕向外翻转为第一小节拍，以双手腕向内翻转为第二小节拍，再以双手腕向外翻转为第三小节拍，以双手腕向内翻转为第四小节拍，重复4×4节拍。

● 注意事项

麻醉清醒4h后即可开始转腕锻炼，同时也应注意肩关节制动。每次3min，每天3～4次。

第4小节　掌部功能锻炼

● 锻炼要点

(1) 振掌根　双手交叉相握，手腕用力振掌根，感觉前臂肌肉颤动。

(2) 搓手　双手重叠，将健侧手掌指关节置于术侧手心，交替按摩手心手背，刺激手掌心劳宫穴。

● 节拍

以振掌根一次为一个小节拍，重复前4×2个节拍，搓手一次为一个小节拍，重复后4×2个节拍。

● 注意事项

① 振掌根要注意掌握力度，根据个人情况进行，以免牵拉伤口。

② 注意保持肩关节制动，外展不超过15°。

③ 劳宫穴在手掌心，第2、3掌骨之间，偏于第3掌骨，握拳屈指时中指尖处。

第三节　肘部功能锻炼

● 锻炼要点

(1) 屈肘锻炼　坐卧位或站位，手握拳，一手屈曲肘关节，以感觉到肌肉酸困为宜，然后再伸展，伸展的同时，屈曲另一手肘关节。

(2) 肘关节锻炼　手握拳，抬臂，屈肘，肘关节内夹，停留；手指张开后，再将肘关节往外打开。

● 节拍

以一手的伸屈为两个小节拍，两手交替为四个小节拍，重复前4×2个节拍；以肘关节内夹为两个小节拍，以肘关节往外打开为另两个小节拍，重复后4×2个小节拍。

● 注意事项

① 肘部功能锻炼可同时配合手掌及腕部功能锻炼。患者可于术后做前臂伸屈运动，坐位练习屈肘、屈腕，每次3min，每天3次。

② 肘关节锻炼是通过肘关节的屈伸收展锻炼肱二头肌和肱三头肌的力量，为下一步的康复做好基础。锻炼时胳膊要用力，有一点张力和紧张的感觉。

第四节　颈部功能锻炼

● 锻炼要点

站位或坐位低头，下颌触胸骨。停留，缓慢还原。抬头，眼望天，停留，还原。头向左侧转，感觉胸锁乳突肌的牵拉，停留，再还原。头向右转，停留，还原。手复原。

● 节拍

以低头并还原为第一个 4 小拍，以抬头并还原为第二个 4 小拍，以左侧转头为第三个 4 小拍，以右侧转头为第四个 4 小拍。

● 注意事项

① 颈部功能锻炼一般在术后 2～4 天，可同时配合上肢掌、腕、肘部功能锻炼。

② 颈部功能锻炼是通过颈部肌群的运动，缓解因长期卧床引起的肩颈背部不适。做颈部功能锻炼时健侧手拖住患侧手的手背或者肘关节进行锻炼，以减少伤口疼痛。

第五节　肩胸背部功能锻炼

● 锻炼要点

① 开始前健侧手托住患侧手背或肘部以作支撑，减少疼痛。一侧肩上提的同时另一侧肩下压，轻轻地停留，还原后，双肩交替上提和下压。双肩同时上提，稍作停留后还原，手放松。

② 双肩由前往后做肩关节环绕动作，再由后往前做肩关节环绕动作。

● 节拍

(1) 第一个 4×1 节拍　以一侧肩的上提为一个小节拍，以同侧肩关节还原为第二个小节拍，以另一侧肩的上提为第三个小节拍，另一侧肩的还原为四个小节拍。

(2) 第二个 4×1 节拍　以双肩的上提为前两个小节拍，以双肩的下压为后两个小节拍。

(3) 第三个 4×1 节拍　以双肩由前往后环绕一次为两个小节拍，重复一次为后两个小节拍。

(4) 第四个 4×1 节拍　以双肩由后往前环绕一次为两个小节拍，重复一次为后两个小节拍。

● 注意事项

① 常规术后 4～7 天开始患肢的功能锻炼，从肘部开始逐步发展到肩部；患者可用患侧的手进行日常自理活动，如刷牙、梳头、洗脸、进食等；也可用患侧手摸同侧耳朵、通过胸前触摸对侧肩、对侧耳郭。

② 胸背部的功能锻炼常规是在术后 7～10 天进行，主要是通过肩部肌群的运动带动胸背部肌群，可练习手指"爬墙"运动，直至患侧手指能高举过头并自行梳理头发。

③ 肩关节上提时，幅度要适宜，感觉肩膀要碰自己的耳朵。做肩部环绕动作的时候胸部会有不适牵拉的感觉，难度较大，要反复锻炼几次才能适应。

④ 锻炼时要注意患者的个体差异，根据恢复的程度选择开始锻炼的时间；若出现腋下积液，皮瓣未充分与胸壁、腋壁贴合者；术后第三天腋窝引流液较多，大于 60mL/24h 者；近腋区的皮瓣大面积坏死或植皮近腋窝者，需根据医生医嘱适当延迟肩关节的活动时间，并减少运动量。

第六节　穴位按摩

● 锻炼要点

以健侧手托住患侧手背或肘关节，再以健侧手从患侧肘关节往上按摩（从手臂外侧按摩），然后胳膊伸展，由肘关节内侧开始往上按摩。从手指尖由外开始按摩至肩部，由手心从内向上按摩到肩部再到脖子，按摩肩井穴（肩井穴在每侧肩部正中），先顺时针，再逆时针，健侧手的拇指揉按患侧手的合谷穴（第一个指横纹对到虎口，指尖对到的位置），屈曲患侧的手腕，用健侧手的食指和中指揉按腕横纹上两指的内关穴。

● 注意事项

穴位按摩主要功效是通过由远端到近端向心性的按摩，促进上肢淋巴血液循环，预防上肢肿胀，同时通过对特定穴位的按摩，促进全身气血运行。缓解上肢及肩背部的不适。按摩的时候要注意力度，用掌心贴着皮肤，用力按上去。

第七节　放松运动

● 锻炼要点

用健侧的手由下往上揉捏患侧上肢，然后屈肘，将双手放在胸前轻轻抖动。

● 注意事项

放松运动有利于淋巴回流，减轻患侧上肢肿胀以及缓解不适，通过对上肢肌的揉捏放松、抖动促进血液循环，减轻因训练引起的肌肉酸痛。因此做放松运动的时候一定要身心放松。


# 第八节　乳腺癌手术治疗后居家康复指导与应对

乳腺癌的治疗仍是以外科手术为主的综合性治疗，意味着多数患者需要乳腺切除与腋窝淋巴结清扫的同时，还面临中药治疗、化疗、放疗、内分泌治疗、靶向治疗等较长时间的巩固治疗周期，手术治疗后乳腺癌侧上肢水肿、上肢活动功能障碍在内的多种术后并发症，术后身体形象完整性破坏的心理压力等较多的康复问题。


## 一、做好术后心理调节

### 1. 保持乐观的心态，积极配合治疗

要了解其实失去一侧乳房相对于失去生命而言是多么微不足道的事情，手术不会过于影响工作和生活，人的形象可用多种方式弥补，如戴特制义乳、乳房重建等。

### 2. 家属支持，尤其是配偶的沟通与支持

夫妻沟通贯穿生活的各个方面，尤其是患病后的沟通显得尤为重要，家属可给予

患者积极的干预帮助，分别是自我的放松、认真的倾听、开放式的提问、多表达正面感情、使用一定熟悉的肢体微语言、共同去度假等。如丈夫在妻子倾诉时认真倾听，给妻子表达的空间，多与妻子互动，夫妻之间认真坐下来谈论有关乳腺癌的事情，直面疾病给各自带来的影响，顺畅地表达自己的真实感受，相互剖析、理解、体谅，以明显地促进夫妻情感的联结。可以在手术后逐步恢复性生活，选择适当的时间和地点，夫妻双方进行相关问题的交流，取得相互理解，消除心理顾虑。需要注意的是乳腺癌治疗后5年内要使用工具避孕，以避免肿瘤复发风险。

### 3. 社会支持

父母、亲戚、朋友所给予的帮助及支持，对患者重新恢复正常的心理状态、重回优良的生活可起到巨大的推动作用，手术后要尽快调整自己，回归家庭和工作岗位，根据身体情况承担力所能及的责任，加入乳腺肿瘤康复俱乐部，参加同病患者康复交流活动，按时完成术后所需的各项巩固治疗，整理自己的治疗资料，按要求完成复查与自查，记录自己与疾病抗衡的经历，有条件的情况下可以参加诸如乳腺癌照护志愿者等公益活动，分享自己的患病体验，帮助更多的乳腺癌患者。

### 4. 音乐疗法

音乐治疗是一种无创的自然疗法，以医学心理学为基础，通过聆听优美和谐的音乐如《蓝色多瑙河》《汉宫秋月》等曲目，产生情感效应、心理效应，以达到心理学中的移情、暗示、诱导等治疗作用。此法能有效放松精神压力，走进美妙的音乐可使人暂时忘却置身的环境，使身心放松，改善心理状态。有研究显示，音乐疗法还可以缓解轻中度疼痛和沮丧、恐惧等负面情绪。也可以根据自身喜好选择不同的音乐作品，只要起到放松、愉悦的作用即可。

### 5. 有氧运动

适当的有氧运动如乳腺癌术后康复操可起到缓解疲劳、增强身体功能、改善心肺功能、改善心理和精神状态的作用，还可促进乳腺癌患者患侧上肢的功能恢复，缓解干扰日常生活的各种症状如疲乏、恶心，有效扭转病后的抑郁、紧张情绪，改善人体免疫系统功能。通过有氧运动还可增加与他人沟通，促进情感健康及自身恢复。瑜伽呼吸控制法和瑜伽冥想还具有心理疏导的作用，因而其已成为乳腺癌术后的一种练习，可以改善持续疲劳症状，增加活力。

## 二、预防乳腺癌的健康的生活方式

（1）洗澡时避免用热水刺激乳房，更不要在热水中长时间浸泡，洗澡水温以37℃

左右为宜。规律的性生活能促进乳房的血液循环、性激素分泌的增加，有利于女性乳房的健康。

（2）保持适量的运动　运动可降低乳腺疾病的发病率。1周应至少保持4h有氧运动。

（3）保持心情愉快、舒畅，有规律地生活和工作，保证充足的睡眠。中西医均认为，音乐具有通达血脉、舒缓神经、防治乳腺疾病的作用。

（4）每月必做乳腺自查，每年定期复查，术后第一年每3个月复查1次，共4次；然后每半年1次，共4次；以后每年1次。如有不适应随时就诊。如非哺乳期妇女乳头有液体流出或胸罩衬衣有污迹以及月经前乳房胀痛不适、月经后消失伴有肿块的现象，均应到医院检查。乳腺自查方法见第一章。

（5）饮食要均衡，无需盲目忌口，也不要偏食。每日的食谱应该包括谷物、蔬菜、水果、肉类和奶类等物。①吃适量：谷物类包括饭、粥、粉和面，平均每次吃一至二两。②吃多些：每日最少要吃六至八两蔬菜和一至二个水果。③吃适量：肉类包括牛、家禽和海产类，每日可吃四至六两。奶类包括牛奶、酸奶、乳酪，每日可吃一至二两。④吃最少：脂肪和糖，脂肪包括动物油、各种烹调油，忌吃沙律酱。

第四章

# 乳腺癌化疗及其应对

乳腺癌是危害妇女健康的主要恶性肿瘤之一，改善乳腺癌生存质量的关键在于早期诊断和提高综合治疗水平，如手术、放疗水平的提高，化疗、内分泌药物的发展和新的生物靶向治疗的临床应用。乳腺癌的药物治疗可在手术前、手术后以及复发转移后控制患者的疾病发展，增加手术切除机会，提高治愈率。化疗药物可抑制癌细胞增殖过程，使癌细胞无法完成分裂，从而达到抑制癌细胞增殖的目的。

## 第一节　了解乳腺癌化学治疗

乳腺癌和其他癌细胞特征一样，繁殖快，甚至转移至身体的其他部位，这个时候局部治疗（手术、放疗）就难以清除它们，需要化疗来杀灭癌细胞。为获得最佳疗效，减少耐药性，临床一般会同时使用2~3种药物联合化疗。本章就化疗相关的知识做简单的讲述，希望能解答有关化疗的疑问，助患者及家人顺利渡过化疗期。

### 一、化疗的概念

化疗是化学药物治疗的简称。在乳腺癌临床治疗中，特指通过使用化学治疗药物杀灭癌细胞，从而达到治疗的目的。乳腺癌化疗是全身治疗，药物通常通过血液运行到全身，沿途攻击癌细胞并杀灭它。化疗目的是预防肿瘤转移或针对已经转移的乳腺癌细胞。治疗乳腺癌时，化疗经常与手术联合或者与放疗联合治疗，医生会根据病变的具体情况进行选择。乳腺癌化疗是延长患者生存期和提高患者生活质量的重要手段。传统化疗副作用较大，导致人们往往谈化疗色变。事实上，随着医学的进展，大部分化疗的副作用是可防、可控和可治的。如对所接受的化疗有任何疑问或顾虑，应直接咨询主管医生，决定最后治疗方案。

## 二、化疗必须依据病理学证据

### 1. 为什么乳腺癌化疗前需要明确诊断？

在给"乳腺癌患者"行化疗前，必须明确诊断。目前，病理诊断是世界各国医学界公认最可信赖、最权威、准确性最高的诊断方法，被誉为肿瘤诊断的"金标准"。

### 2. 如何根据病理诊断选择乳腺癌化疗方案？

首先需要根据各种检查结果给患者拟订化疗方案，其依据是乳腺癌肿瘤类型、肿瘤组织学分级、有无淋巴结转移、有无脉管侵犯等情况，所有这些都必须由组织病理学诊断结果来回答。对于没有组织病理学确诊的乳腺癌患者，临床上一般都不主张进行所谓的"诊断性治疗"，必须遵循"没有组织病理学诊断，就没有肿瘤的诊断和治疗"的原则。在少数情况下，经过各方面检查确实难以取得组织学、细胞学证据的，也应在临床症状、影像学资料、实验室检查有充足资料的诊断下，经过临床专家会诊后，才可以按会诊方案经患者同意的前提下进行化疗。

### 3. 医生能根据病理诊断预测疾病预后吗？

乳腺癌细胞的不同生物行为是有规律可循的，病理诊断就是通过对癌细胞的形态观察，分辨出不同生物学行为的癌细胞种类，由此推断乳腺癌的严重程度及其预后，医生可以据此指导患者的治疗和康复。

## 三、化疗治疗乳腺癌

### 1. 化疗的作用有哪些？

① 降低肿瘤的临床分期，使局部病灶及区域淋巴结转移病灶缩小，使部分无法手术的肿瘤降期达到可以手术或放疗，进而提高手术切除率，减少手术损害，减少手术过程中肿瘤细胞播散的机会。

② 进行局部治疗前，因肿瘤血管完整，使化疗药物对肿瘤细胞具有良好的杀伤作用。

### 2. 化疗辅助其他（主要）治疗方式有哪几种？

（1）新辅助化疗　治疗之前化疗称为新辅助化疗，目标是缩小肿瘤使得手术或放疗更为有效或更易于实施。新辅助化疗适用人群为ⅡB期患者以及可手术的ⅢA期患者，早期肿瘤患者无需进行新辅助化疗，而晚期患者由于失去了根治肿瘤的机会，也不建议采取新辅助化疗。

（2）辅助化疗　是指手术治疗后再使用化疗药物，尽可能消灭残存的微小转移病灶，减少肿瘤复发和转移的机会，从而提高治愈率。Ⅱ期~Ⅲ期的乳腺癌患者术后有可能出现局部复发或远处转移，因此使用辅助化疗来减少复发或转移。辅助化疗的适用人群主要为乳腺癌根治术后、病理分期为Ⅱ期~Ⅲ期患者。

### 3. 化疗能治愈乳腺癌吗？

医学上定义的乳腺癌的治愈标准是指在治疗后5年内不复发，但尽管如此，还是有一部分患者会在5年后复发。没有人能保证化疗一定能治愈乳腺癌，而且化疗也并不总是能做到治愈。单用化疗可能达到治愈目的主要是血液肿瘤，极少数实体瘤也可以通过化疗治愈，乳腺癌化疗更多是联合或者序贯手术和（或）放疗、靶向治疗、免疫治疗等综合治疗。

### 4. 什么是带瘤生存？

在许多情况下，乳腺癌并没有完全消失，但这种情况下乳腺癌作为一种慢性疾病得到了有效控制和管理，就像管理其他慢性病（如心脏病、糖尿病）一样，这就是我们常说的"带瘤生存"。还有一些其他的情况，乳腺癌可能会在治疗结束后消失一段时间，然后复发。这时候需要再次给予化疗和（或）其他治疗手段。

### 5. 什么是缓解症状/姑息治疗？

用于减轻症状或改善舒适性的治疗被称为姑息治疗。姑息化疗是指晚期乳腺癌患者用化疗控制肿瘤，使肿瘤缩小或稳定，从而改善患者的生存质量，延长生存时间。姑息化疗不能彻底地消灭肿瘤，只能控制肿瘤的进展，缓解患者的痛苦，延长生命。例如，化疗可以用来缩小引起疼痛或局部压迫的肿瘤，从而减轻不适症状。

## 四、确定乳腺癌患者化疗方案

化疗需在肿瘤内科医师的指导下进行，医师一般根据乳腺癌病理诊断和分期、患者的身体情况等选择药物，根据乳腺癌肿瘤细胞的分裂周期联合用药。可在化疗药物中加入适当的化疗增敏药物，提高治疗效果；同时使用止吐、抗过敏等药物，防治化疗的副作用。

## 五、乳腺癌化疗的剂量与周期

化疗的剂量和周期一般需要副高级以上的肿瘤内科医师确定。所以患者需严格遵从医生指示，使用时必须控制每次的剂量以及用药的相隔时间。

## 1. 医生怎样计算和调整乳腺癌化疗剂量？

乳腺癌化疗药剂量计算需要充分考虑患者的年龄、性别、体质、吸收药物的能力、肝肾功能等细节，所以实际用量还将根据实际情况进行调整。大多数的化疗药剂量以体表面积来计算，身高和体重计算得出体表面积，医生根据患者身高和体重就可以查阅出体表面积。

乳腺癌化疗剂量也不能完全按照体表面积确定，这是因为即使有个别儿童特别高大，与成人的体表面积相同，他们吸收和代谢药物的能力却有所不同，所以也不可仅仅按体表面积计算。除此之外，高龄患者、营养不足者、肥胖者、同时服用其他药物者、曾接受化疗者、血细胞数偏低者、有肝病或肾病的患者，在化疗用药剂量上医生也会做出相应的调整。

## 2. 医生怎么确定乳腺癌化疗周期？

乳腺癌化疗用药方案一般以周期计算。完成一个周期后，一般需停药数天或数周，让身体从副作用中复原。如患者需使用超过一种药物，医生会注意各种药物的用法及用药相隔时间。根据癌块的分布和范围，开始治疗前可能已经需要决定共要做多少个周期。不过，因疗效及患者体质，医生会动态调整周期。

乳腺癌疗程包括 4～8 个周期（Cycle），每个周期 2～3 周，多数化疗方案是 3 周为一个周期，大部分化疗药物在每 21 天或者 28 天里只有前 1～5 天用药，其余时间不用，让身体从副作用中复原，再继续下一周期的化疗。患者应尽量遵从医嘱完成整个疗程。如副作用太强烈令患者难以承受，医生会根据情况调整剂量和方案。

# 第二节　化疗的给药途径

化疗的给药途径包括口服、静脉注射、肌内注射、胸膜腔注射等，需要根据医嘱和药物指导说明书使用。

## 一、给化疗药的途径

口服化疗是近年来乳腺癌治疗的新趋势，靶向药、激素制剂都是口服剂。

## 1. 口服给药的优点有哪些？

口服药物的优点是相对毒性作用小，是较安全、方便、经济的给药方法。乳腺癌的靶向治疗、内分泌治疗采用口服治疗比较常见。

**2. 乳腺癌最常用的化疗给药途径是什么？**

静脉给药最常用的给药方式有静脉推注法（静推）、静脉冲入法（静冲）、静脉滴注法（静滴）。静脉给药可以避免化疗药物对局部组织的刺激。静脉注射有异常感觉时应报告护士。静脉注射的好处是能够让药物随血管流动，迅速达到全身攻击乳腺癌细胞。

## 二、常用于乳腺癌的局部化疗

局部化疗是联合化疗的一部分，必须同时并用全身化疗。局部用药的方式有动脉用药、瘤体注射、胸腹腔内用药、区域灌注、脊髓腔内用药等。局部化疗可将化疗药物送到癌症肿块部位，以最集中的方法杀灭癌细胞，同时减少副作用。

**1. 什么是乳腺癌胸膜腔化疗？**

恶性胸腔积液是乳腺癌晚期患者的一类常见并发症，随着积液量的不断增加，患者逐渐出现胸闷、呼吸困难等不适，对患者的生活质量造成了十分严重的影响，最终往往导致呼吸衰竭。胸膜腔化疗治疗恶性胸腔积液可通过闭合胸腔或在腔内直接杀灭肿瘤而达到目的。

胸膜腔化疗选用顺铂、博来霉素等治疗恶性胸腔积液。多用于扩散到胸膜的乳腺癌。导管需置入胸部，必要时置入液压泵。如癌症肿块扩散到该处，导管除可注入化疗药外，亦可同时排出胸膜腔的积液。

**2. 胸腔小管引流（中心静脉导管）有哪些优点？**

恶性胸腔积液患者反复抽吸胸腔积液虽能暂时缓解症状，但其创伤大，易引起胸膜反应、气胸、感染等并发症，患者心理及生理负担较重。中心静脉导管留置胸膜腔引流柔软而有韧性，组织刺激性小，外径仅 1.4～1.8mm，可长时间留置，对患者日常活动、休息的影响均小，且操作简便、并发症少，因而越来越广泛地用于治疗恶性胸腔积液。

**3. 胸膜腔化疗注意事项有哪些？**

胸腔积液彻底引流后，医师一般灌注化疗药物。胸膜腔穿刺及局部用药过程中应注意体位改变，按照指令憋气。胸膜腔注射药物后，叮嘱患者注药后 1～2h 内每隔 15min 变换体位 1 次，如去枕平卧位，然后患侧卧位、平卧位、健侧卧位、俯卧位依次变换，以使药物均匀分布在整个胸腔，并与胸膜广泛接触，发挥最佳的治疗效果。注意用药后有无胸痛、呼吸困难、发热及胃肠道反应，是否出现骨髓抑制。

4. 胸腔引流护理注意事项有哪些？

① 大量胸腔积液者，胸腔引流每天一般控制在 1000～1500mL，体弱或不能耐受的患者一般控制在 500～800mL，避免复张性肺水肿的发生。

② 小管置入胸腔治疗恶性胸腔积液可避免胸壁小切口置管引流发生渗漏及单纯胸腔穿刺不易将胸腔积液抽干的缺点；小管用于胸腔闭式引流易出现引流不畅、管腔堵塞等情况，可用生理盐水抽吸冲洗导管；置入导管时可根据胸腔积液量和穿刺点情况，尽量将引流管置入长一些；并注意检查导管是否在胸膜腔，防止胸腔外部分被压迫或扭曲。

③ 患者在活动或家属搬动患者时注意保护引流管，勿脱出、打折。引流瓶（袋）应低于胸部水平，避免引流瓶（袋）过高，引流容器内引流液倒流造成逆行感染。

# 第三节　乳腺癌常见的化疗方案

前文讨论了乳腺癌化疗分为新辅助化疗、辅助化疗、姑息化疗。这一节讨论乳腺癌方案的选择。近些年由于靶向治疗、免疫治疗等新手段的应用，临床上也有敏感突变者可以单一靶向治疗等，或者化疗联合，或者不联合靶向治疗、免疫治疗等。

## 一、了解乳腺癌的化疗

根据 NCCN 指南——乳腺癌，整理乳腺癌的新辅助化疗、辅助化疗方案见表 4-1、表 4-2。

**表 4-1　针对 HER2 阴性乳腺癌的化疗方案**

| 项目 | 化疗方案 | 剂量及用法 | 用药时间 | 时间及周期 |
| --- | --- | --- | --- | --- |
| 首选 | 剂量密集型 AC（多柔比星/环磷酰胺）继以紫杉醇，2 周/AC→T（2 周） | | | |
| | 多柔比星 | 60mg/m² iv | 第 1 天 | 每 2 周重复，共 4 个周期 |
| | 环磷酰胺 | 600mg/m² iv | 第 1 天 | |
| | 紫杉醇 | 175mg/m² iv 3h | 第 1 天 | 每 2 周重复，共 4 个周期 |
| | 剂量密集 AC（多柔比星/环磷酰胺）继以每周紫杉醇/AC→T（单周） | | | |
| | 多柔比星 | 60mg/m² iv | 第 1 天 | 每 2 周重复，共 4 个周期 |

| 项目 | 化疗方案 | 剂量及用法 | 用药时间 | 时间及周期 |
|---|---|---|---|---|
| 首选 | 环磷酰胺 | 600mg/m² iv | 第 1 天 | 每 2 周重复，共 4 个周期 |
| | 紫杉醇 | 80mg/m² iv 1h | 第 1 天 | 每周重复，共 12 个周期 |
| | TC（多西他赛/环磷酰胺）化疗 | | | |
| | 多西他赛 | 75mg/m² iv | 第 1 天 | 每 3 周重复，共 4 个周期 |
| | 环磷酰胺 | 600mg/m² iv | 第 1 天 | |
| 其他方案 | 剂量密集 AC 化疗 | | | |
| | 多柔比星 | 60mg/m² iv | 第 1 天 | 每 2 周重复，共 4 个周期 |
| | 环磷酰胺 | 600mg/m² iv | 第 1 天 | |
| | AC 化疗 | | | |
| | 多柔比星 | 60mg/m² iv | 第 1 天 | 每 3 周重复，共 4 个周期 |
| | 环磷酰胺 | 600mg/m² iv | 第 1 天 | |
| | CMF 化疗 | | | |
| | 环磷酰胺 | 100mg/m² po | 第 1～14 天 | 每 4 周重复，共 6 个周期 |
| | 甲氨蝶呤 | 40mg/m² iv | 第 1、8 天 | |
| | 氟尿嘧啶 | 600mg/m² iv | 第 1、8 天 | |
| | AC 继以多西他赛化疗 | | | |
| | 多柔比星 | 60mg/m² iv | 第 1 天 | 每 3 周重复，共 4 个周期 |
| | 环磷酰胺 | 600mg/m² iv | 第 1 天 | |
| | 多西他赛 | 100mg/m² iv | 第 1 天 | 每 3 周重复，共 4 个周期 |
| | AC 继以每周紫杉醇化疗 | | | |
| | 多柔比星 | 60mg/m² iv | 第 1 天 | 每 3 周重复，共 4 个周期 |
| | 环磷酰胺 | 600mg/m² iv | 第 1 天 | |
| | 紫杉醇 | 80mg/m² iv 1h | 第 1 天 | 每周重复，共 12 个周期 |
| | EC 化疗 | | | |
| | 表柔比星 | 100mg/m² iv | 第 1 天 | 每 3 周重复，共 8 个周期 |
| | 环磷酰胺 | 830mg/m² iv | 第 1 天 | |

注：iv 为静脉注射，po 为口服用药。

## 表 4-2　针对 HER2 阳性乳腺癌的化疗方案

| 项目 | 化疗方案 | 剂量及用法 | 用药时间 | 时间及周期 |
|---|---|---|---|---|
| 首选 | AC→TH（多柔比星/环磷酰胺→紫杉醇+曲妥珠单抗） | | | |
| | 多柔比星 | 60mg/m² iv | 第 1 天 | 每 3 周重复，共 4 个周期 |
| | 环磷酰胺 | 600mg/m² iv | 第 1 天 | |
| | 紫杉醇 | 80mg/m² iv 1h | 第 1 天 | 每周重复，共 12 个周期 |
| | 曲妥珠单抗 4mg/kg iv，伴紫杉醇第一剂输注，继以曲妥珠单抗 2mg/kg iv，每周 1 次，共一年<br>或曲妥珠单抗 6mg/kg iv，每 21 天一次，在完成紫杉醇治疗之后应用，完成共 1 年的曲妥珠单抗治疗<br>在治疗前及治疗中，检查心脏左心室射血分数（LVEF） | | | |
| | AC 继以 T 加曲妥珠单抗+帕妥珠单抗化疗 | | | |
| | 多柔比星 | 60mg/m² iv | 第 1 天 | 每 3 周重复，共 4 个周期 |
| | 环磷酰胺 | 600mg/m² iv | 第 1 天 | |
| | 帕妥珠单抗 | 840mg/kg iv，之后 420mg/kg iv | 第 1 天 | 每 3 周重复，共 4 个周期 |
| | 曲妥珠单抗 | 8mg/kg iv，之后 6mg/kg iv | 第 1 天 | |
| | 紫杉醇 | 80mg/m² iv | 第 1，8，15 天 | |
| | 曲妥珠单抗 | 6mg/kg iv，之后 2mg/kg iv | 第 1 天 | 每 3 周重复，完成共 1 年的曲妥珠单抗治疗。在治疗前及治疗中，检查心脏左心室射血分数（LVEF） |
| | 剂量密集型 AC 继以紫杉醇加曲妥珠单抗化疗 | | | |
| | 多柔比星 | 60mg/m² iv | 第 1 天 | 每 2 周重复，共 4 个周期 |
| | 环磷酰胺 | 600mg/m² iv | 第 1 天 | |
| | 紫杉醇 | 175mg/m² iv 3h | 第 1 天 | 每 2 周重复，共 4 个周期 |
| | 曲妥珠单抗 4mg/kg iv，伴紫杉醇第一剂输注，继以曲妥珠单抗 2mg/kg iv，每周 1 次，共一年<br>或曲妥珠单抗 6mg/kg iv，每 21 天一次，在完成紫杉醇治疗之后应用，完成共 1 年的曲妥珠单抗治疗<br>在治疗前及治疗中，检查心脏左心室射血分数（LVEF） | | | |
| | 紫杉醇+曲妥珠单抗 | | | |
| | 紫杉醇 | 80mg/m² iv 1h | 第 1 天 | 每周重复，共 12 个周期 |
| | 曲妥珠单抗 4mg/kg iv 伴随第一剂紫杉醇，序贯曲妥珠单抗 2mg/kg iv，每周 1 次，前后总共 1 年<br>或者曲妥珠单抗 6mg/kg iv，每 21 天 1 次，在完成紫杉醇治疗之后应用，前后总共 1 年 | | | |
| | TCH 化疗 | | | |
| | 多西他赛 | 75mg/m² iv | 第 1 天 | 每 3 周重复，共 6 个周期 |
| | 卡铂 | AUC=6 iv | 第 1 天 | |
| | 联合曲妥珠单抗 4mg/kg iv，第 1 周，继以曲妥珠单抗 2mg/kg iv，每周 1 次，共 17 周<br>继以曲妥珠单抗 6mg/kg iv，每 21 天 1 次，前后总共 1 年<br>或曲妥珠单抗 8mg/kg iv，第 1 周，继以曲妥珠单抗 6mg/kg iv，每 3 周重复，前后总共 1 年<br>在治疗前及治疗中，检查心脏左心室射血分数（LVEF） | | | |

| 项目 | 化疗方案 | 剂量及用法 | 用药时间 | 时间及周期 |
|---|---|---|---|---|
| 首选 | TCII 化疗+帕妥珠单抗 | | | |
| | 曲妥珠单抗 | 8mg/kg iv，之后 6mg/kg iv | 第 1 天 | 每 3 周重复，共 6 个周期 |
| | 帕妥珠单抗 | 840mg iv，之后 420mg iv | 第 1 天 | |
| | 多西他赛 | 75mg/m² iv | 第 1 天 | |
| | 卡铂 | AUC=6 iv | 第 1 天 | |
| | 随后曲妥珠单抗 6mg/kg iv，每 21 天 1 次，前后总共 1 年<br>在治疗前及治疗中，检查心脏左心室射血分数（LVEF） | | | |
| 其他方案 | AC 继以多西他赛加曲妥珠单抗化疗 | | | |
| | 多柔比星 | 60mg/m² iv | 第 1 天 | 每 3 周重复，共 4 个周期 |
| | 环磷酰胺 | 600mg/m² iv | 第 1 天 | |
| | 多西他赛 | 100mg/m² iv 1h | 第 1 天 | 每周重复，共 12 周期 |
| | 曲妥珠单抗 | 4mg/kg iv，之后 2mg/kg iv | 第 1 天 | |
| | 随后曲妥珠单抗 6mg/kg iv，每 21 天 1 次，完成总共 1 年的曲妥珠单抗治疗<br>在治疗前及治疗中，检查心脏左心室射血分数（LVEF） | | | |
| | AC 继以多西他赛加曲妥珠单抗+帕妥珠单抗化疗 | | | |
| | 多柔比星 | 60mg/m² iv | 第 1 天 | 每 3 周重复，共 4 个周期 |
| | 环磷酰胺 | 600mg/m² iv | 第 1 天 | |
| | 帕妥珠单抗 | 840mg/kg iv，之后 420mg/kg iv | 第 1 天 | 每 3 周重复，共 4 个周期 |
| | 曲妥珠单抗 | 8mg/kg iv，之后 6mg/kg iv | 第 1 天 | |
| | 多西他赛 | 75～100mg/m² iv | 第 1 天 | |
| | 随后曲妥珠单抗 6mg/kg iv，每 21 天 1 次，完成总共 1 年的曲妥珠单抗治疗<br>在治疗前及治疗中，检查心脏左心室射血分数（LVEF） | | | |
| | 多西他赛/环磷酰胺+曲妥珠单抗方案 | | | |
| | 多西他赛 | 75mg/m² iv | 第 1 天 | 每 3 周重复，共 4 个周期 |
| | 环磷酰胺 | 600mg/m² iv | 第 1 天 | |
| | 联合曲妥珠单抗 4mg/kg iv，第 1 周，继以曲妥珠单抗 2mg/kg iv，每周 1 次，共 11 周<br>继以曲妥珠单抗 6mg/kg iv，每 21 天 1 次，完成总共 1 年的曲妥珠单抗治疗<br>或曲妥珠单抗 8mg/kg iv，第 1 周，继以曲妥珠单抗 6mg/kg iv，每 3 周重复，完成总共 1 年的曲妥珠单抗治疗<br>在治疗前及治疗中，检查心脏左心室射血分数（LVEF） | | | |

此外，对于复发或转移性乳腺癌化疗首选序贯单药治疗，但联合化疗也可用于高

肿瘤负载、疾病快速进展以及出现内脏危象的患者。

## 二、乳腺癌化疗的基本原则

① 白细胞<$3.0×10^9$/L、中性粒细胞<$1.5×10^9$/L、血小板<$100×10^9$/L、红细胞<$2×10^{12}$/L、血红蛋白<80g/L 的患者原则上不宜化疗。

② 患者肝、肾功能异常，实验室指标超过正常值的 2 倍；或有严重并发症和感染、发热、出血倾向者不宜化疗。

③ 遵医嘱化疗后每周复查血常规 2 次。

# 第四节　乳腺癌患者应对化疗

乳腺癌患者都为女性，行化疗时一般都已接受手术治疗但身体未完全复原，化疗对患者来说是一个极大的挑战，有对治疗的担忧、恐惧，有对未知的种种焦虑，担心费用、担心疗效、担心副作用等。所谓知己知彼，百战百胜。患者化疗前应多与医务人员沟通，了解化疗药物的知识及应对方法，以便胸有成竹、自如应对。

## 一、纠正谈化疗色变的几个误区

### 1. 需要害怕化疗、担心治疗有副作用吗？

乳腺癌化疗副作用在每个患者的情况都不尽相同，对药物的反应也不一样，难以一概而论。尽管化疗对人体生长快速的细胞有杀灭的作用，但是化疗对乳腺癌细胞的杀伤作用较正常细胞强，因为人体的正常组织有完整的基因调控机制。例如，与乳腺癌细胞不同，骨髓的正常细胞可以修复 DNA 的损伤，亦可破坏 DNA 无法修复的细胞，而不是允许受损的细胞进入正常的复制分裂程序。目前有多种刺激升血象、止吐药物可以选择。化疗的副作用在可控范围。

也有患者惧怕化疗导致的恶心、呕吐等，有个别患者甚至形成条件反射，听到要打化疗就呕吐，完全是心理作用。个人要做好心理调整，正确认识化疗的副作用，以便轻松应对。

### 2. 治疗成功与乳腺癌化疗反应大小有关系吗？

乳腺癌化疗反应大小与治疗效果无关。没有副作用不等于药物没有治疗效果，有副作用也不代表治疗失败或成功。化疗副作用的严重程度因人而异，难以一概而论。因此，接受治疗前要仔细询问医护人员所接受的化疗可能出现哪些副作用，有任何不适均应及时通知医护人员处理。

乳腺癌患者治疗期间最好每天记录副作用和应对的方法，以便及时告诉医护人员。如果发现副作用较大，必须与医生商讨是否暂停化疗或改用其他化疗药物，或采用一些处理方法减轻副作用。如果打算同时使用其他药物，例如中药或其他疗法的药物，必须告知医生，以免与化疗药物产生相互作用而影响疗效。

## 二、乳腺癌患者应对化疗副作用的方法

### 1. 胃肠道反应及其应对方法有哪些？

详细见肿瘤症状应对章节。

### 2. 常见骨髓抑制及其应对方法有哪些？

大多数化疗药有不同程度的骨髓抑制，患者常因骨髓抑制而被迫中断化疗或调整剂量。骨髓抑制首先表现为中性粒细胞减少和白细胞总数减少，继而血小板减少，严重者可出现全血减少，应及时处理。引起明显骨髓抑制的乳腺癌化疗药物有：紫杉类，如紫杉醇、多西紫杉醇；铂类，如卡铂等；蒽环类等。

### 3. 怎样应对血象低？

（1）血象低的指标　白细胞、红细胞和血小板下降，即白细胞<$4.0×10^9$/L、红细胞<$3.5×10^{12}$/L、血小板<$100×10^9$/L。化疗期间定期检查血象，有异常遵医嘱处理。

（2）应对贫血的措施　乳腺癌化疗有时引起严重骨髓抑制，可产生贫血，有的抗癌药亦可抑制红细胞生成。可遵医嘱给予皮下注射促红细胞生长素，输注红细胞成分血，必要时吸氧。有明显眩晕、乏力者应适当休息。

（3）白细胞减少/粒细胞减少的处理方法

① 复查血常规：使用长效升血针的患者每周监测一次，使用短效升血针的患者每周监测2～3次。必要时遵医嘱给粒细胞集落刺激因子（G-CSF）。必要时医生会调整化疗药的剂量或暂时停药。

② 限制探视人数及次数。患者不去公共场所，避免感染源。注意观察体温变化，发现超过37.5℃应及时报告医生。必要时遵医嘱给予抗生素。

③ 注意预防感染，做好个人清洁卫生，保持口腔、皮肤、肛周清洁，每日清洗外阴，特别做好手卫生。

（4）血小板减少的处理方法

① 复查血小板计数，一般每周查1次，必要时每周检查2次，直至恢复正常。

② 注意观察出血倾向。妇女月经期应注意观察出血情况，必要时用药推迟月经期。

③ 避免服用阿司匹林和含阿司匹林的药物。

④ 用软毛牙刷刷牙。用电动剃须刀剃胡须。避免挤压或抠挖鼻子。

⑤ 静脉穿刺拔针时，应压迫局部 3～5min，松开压迫后还要观察是否确实已经停止出血，以防皮下出血。

⑥ 必要时遵医嘱应用止血药防止出血。必要时输血小板成分血；给白介素-11（IL-11），使血小板增加。

⑦ 饮食调理：用纱布袋或一个小的中药布袋装入 30g 花生衣、小枣 30g、红糖少许，置入沙锅用水煎服。

（5）预防血象降低的食物　以下食物有升血象的作用，但是作用非常有限，故特别强调如发现血象异常，应遵医嘱处理。化疗期间应注意饮食，注意补充如牛奶、大豆、瘦肉（如红肉）、鱼肉、动物肝脏及大枣、花生、核桃、黑木耳等食物，但是补充的同时应注意患者的胃肠道功能和消化能力。同时可以每日或隔日服用动物血 50～100g，如鸡血、鸭血、鹅血、猪血等制作的饮食；每周服用 25～50g 动物肝脏 1～2 次。也可多吃一些黑色食品，如黑芝麻、黑米、黑豆、黑枣等。中医认为"黑可入肾"，黑色食品可以补肾填髓，有助于血象的提高。服用阿胶也有助于提升白细胞、血红蛋白。

### 4. 怎样预防和应对肾脏毒性？

很多化疗药例如顺铂可以引起肾功能的损害，是因为化疗时大量乳腺癌细胞死亡，细胞破裂，细胞类物质进入血液，最终由肾脏排出体外，肾脏来不及排泄出去可以引起氮质血症又可以引起肾小管损伤。

① 避免肾功能损害预防是关键，在化疗期间，如果没有禁忌至少每日喝水或果汁、菜汁等 2500mL，每日记录尿量，保持每日尿量 2000～3000mL，观察尿的颜色及性质，白天尿一般为淡黄、清亮，接受某些特殊药物治疗可能使尿液颜色变化，例如多柔比星可以使尿变成红色，白天尿颜色深黄时需要增加饮水量。发现尿异常及时报告医生处理。

② 尿素氮增高时，遵医嘱可口服包醛氧淀粉（尿素氮吸附剂），每次 5～10g，每日 2～3 次；尿毒症时则需做肾透析。

### 5. 怎样预防和应对肝脏毒性？

由于肝细胞生长迅速且大多数抗肿瘤药物在肝内代谢。部分乳腺癌患者化疗后可出现不同程度的肝功能异常。医生会根据患者的病情及肝功能情况来确定是否需要停止化疗。

① 乳腺癌患者在化疗前、中、后都应定期做肝功能检查，根据检查结果调整药物剂量，对肝功能重度异常者禁用化疗。

② 对轻度肝功能异常、脂肪肝或轻度肝硬化者，在必须化疗情况下同时应用护

肝药物。

③ 对化疗过程中出现轻度单项谷丙转氨酶升高者，应同时应用护肝药物。

④ 严重肝损害尤其是发生药物性黄疸者应立即遵医嘱停止化疗药物，积极进行护肝排毒治疗。

⑤ 不随意服用中药等，降低肝脏负担。

### 6. 怎样预防和应对心脏毒性

蒽环类抗肿瘤药可能引起心肌损伤，严重者可发生心力衰竭。心电图也会出现异常改变。

一般遵医嘱处理：

① 主要以预防为主，限制心脏毒性化疗药的累积剂量，如与长春新碱、博来霉素、环磷酰胺合并使用或纵隔放疗，应酌情减量。

② 延长心脏毒性药物的输注时间可降低心毒性。因此，输注化疗药物时，患者不能自行调节药物的输注速度。

③ 发生心肌病时，遵医嘱可强心、利尿、进少盐饮食。患者需注意卧床休息。

### 7. 怎样预防和应对神经毒性？

化疗所致周围神经病变（CIPN）是化疗药物对周围神经或自主神经损伤产生的一系列神经功能紊乱的症状和体征。乳腺癌治疗化疗药长春碱类、紫杉烷类或铂类细胞毒药物导致外周神经毒性风险较大。表现为指（趾）端麻木、腱反射减弱或消失、感觉异常，少数可发生感觉消失、垂足、肌肉萎缩和麻痹、直立性低血压、膀胱张力减弱、便秘或麻痹性肠梗阻。一般指（趾）端麻木可不停药，如出现末梢感觉消失则为停药指征，以避免发生运动性神经病。停药后可慢慢恢复，一般需 1～2 个月或更长，多可自行恢复。年龄大或伴有肝损伤的患者具有高危险性。处理：对症处理神经毒性的症状。遵医嘱对症处理肠麻痹等症状。避免接触冷水、戴手套等防止肢体受伤。

（1）心理护理 化疗前患者及家属需了解神经毒性反应是化疗比较常见的不良反应，常表现为肢端呈手套或袜套状麻木、灼热感、蚁行感及肌肉、关节痛等，通过有效的护理和治疗，症状是可以缓解的，解除思想顾虑，积极配合治疗。

（2）日常生活指导 患者及家属加强保护意识，防止受伤。四肢感觉异常者，应保持四肢清洁，可戴手套、穿袜子保护，避免受压和冷热刺激，防止烫伤和冻伤，避免皮肤受损。

（3）饮食指导 患者饮食应温热、柔软，不食冷饮冷食，宜进食高蛋白、高热量、富含维生素的食物。

（4）神经系统毒性症状护理 从化疗开始到疗程结束后 1 个月内指导患者每日用热水浸泡双手、双足 20min 后涂抹赛肤润并按摩 10min，2 次/天，水温 41～43℃。通过热刺激可扩张血管，降低肌肉组织的紧张性，从而可以解除肌肉痉挛引起的疼痛。

（5）功能锻炼　适当活动，在肢体允许范围内进行主动及被动活动，增加关节活动度，防止肌肉挛缩变形，改善局部循环，促进早日康复。

### 8. 怎样预防和应对过敏反应？

化疗轻度过敏反应常见症状为面色潮红、皮疹、皮肤瘙痒、血压轻度升高，占反应人数的60%。严重过敏反应表现为呼吸困难、支气管痉挛、荨麻疹、低血压、休克甚至出现血管神经性水肿等。

仅少数化疗药物，如左门冬酰胺酶、紫杉醇、多西他赛等可发生严重速发型过敏反应。使用有过敏反应的药物时应注意做到以下几点。

① 遵医嘱给予化疗前抗过敏药。

② 给药前给予心电监测，并备急救专用盒。

③ 有过敏倾向者，有条件时可先配制1支化疗药品，静滴5~10min，观察无化疗反应时再全部配制。

④ 接受有过敏副作用的化疗药时，护士在患者旁守候5~10min，一般需要家属陪伴。

⑤ 患者和家属应了解过敏的症状及注意事项，发现身体不适应立即报告医生处理。

⑥ 当患者发生过敏反应时必须立即停药，并启动过敏反应护理常规处理。

### 9. 怎样预防和应对乳腺癌脱发

乳腺癌化疗可致脱发，不一定每位患者都有毛发脱落的现象。脱发程度亦不尽相同，有的是毛发稀疏，有的则全脱光。脱发发生的时间也不一致，可能首次化疗后发生，可能经过几个周期的化疗后发生。一般停药后数月均可恢复再生，复长出来头发的质地、密度和颜色可以与脱发前相同，甚至再生的头发可更黑。

（1）化疗前患者准备假发、头巾或帽子。

（2）在治疗之前，考虑将头发剪短，因为长发的重量对头皮会造成压力。对于一些习惯长发的人，可以将头发分阶段剪短，以逐渐适应新发型的长度。在大量脱发现象出现后，可以选择把所有的头发剃光。

（3）在治疗结束后的半年内，不要烫发或染发、编成辫子，以免损伤和折断。轻轻地梳发，如果头皮变得敏感易痛，可以使用婴儿发刷。不要使用过热的吹风机或发卷，以免造成头发过干或折断。采用温和的洗发用品，例如婴儿洗发精，可使头发和头皮免于干燥。

（4）如果腋下的毛发脱落，不要用有香味的止汗剂，可以用婴儿爽身粉取代。

（5）如果头皮变得干燥、头皮多或者感觉痒，可以擦没有香味的润肤膏、杏仁油或橄榄油。

（6）避免戴着发卷睡觉，可用发网、软帽或头巾包住头发，以免头发脱落在床上。避免用尼龙的枕头套，因为可能刺激头皮。

## 10. 怎样选择假发？

假发的质地有人发，也有人造发，或两种的混合。

（1）当脱发的现象开始时，您的情绪会有相当大的起伏。所以在您试戴时，应尽量让您觉得舒适。与一个亲友同往选择假发，给您意见，会有帮助。

（2）您不需要立刻做决定买哪一顶假发，可以等一等再做最后的选择。如果您有固定的发型设计师，也可以请教他。

（3）对于脱发的男性来说，选择有限，找一个适合的假发或部分假发，相对会困难些。

（4）有一些人宁愿在脱发以前先买好合适的假发，这样，如果头发掉落的速度比您预料中的快，您已经事先做好了准备。

## 11. 怎样选择头饰

（1）帽子可以保持头部温暖且有吸引力，比较受欢迎，帽子的款式、形状和颜色多种多样、选择性强。大头巾、围巾既轻又容易佩戴。棉质或羊毛制的围巾比较合适。避免绸缎质地，因为容易滑落。

（2）强调面部其他的特征，可以转移别人对您头发的注意力。在您的眼部、嘴唇及双颊多擦一些化妆品，可以将他人的注意力转向您的面部。

（3）穿着颜色鲜艳的衬衫、毛衣、领带或上衣亦可转移别人对您头发的注意力。佩戴珠宝也可以转移目标，项链可以强调颈部的线条，耳环与帽子或头巾一起佩戴也非常美观。

## 12. 脱发的心理历程及其应对有哪些？

脱发可能使人的情绪受到极大的刺激，愤怒、沮丧甚至不堪一击。脱发也会让人不断地提醒自己患有癌症。这些反应很正常，可能需要时间、毅力和勇气才可接受脱发的打击。很多人脱发后不愿意出门与其他人接触。但多出门参加活动，才能逐渐恢复自信心，形成良性循环，帮助积极应对脱发。

（1）可能有这些想法"第一次看到自己头发大把大把地脱落时，内心非常震惊。我整天戴着假发，因为无法面对秃头的自己。""脱发没那么可怕，我试戴各种不同款式的假发。许多人喜欢我的新发型。甚至有个陌生人问我在哪里剪的头发，那天我戴的是假发。"

（2）有些家属对患者的脱发会不知所措。这些反应也会让患者觉得尴尬。假如您发觉有些人显得局促不安时，您可以打破僵局，先开口谈论自己脱发的情形。当您开始谈论时，他们会自然得多，同时给您帮助和支持。

（3）您或许觉得别人都注意到您戴的是假发，其实很多人根本不知道是假发。不少人经常戴假发以变换发型或发色。

（4）有些人担心小孩子看到亲人脱发会害怕，其实孩子适应性很强，对这些改变很快就能接受。

### 13. 皮肤反应及应对有哪些？

许多抗癌药物均能对皮肤产生毒性作用。分为全身性和局部性毒性反应。一般而言不会对人体产生严重的损害；但剥脱性皮炎等均能对人身产生严重后果，甚至威胁患者生命。

（1）皮疹、皮肤瘙痒　大部分为轻度（1～2级），严重的（3～4级）皮疹只占5%～20%。皮疹主要分布在面部、下背部、颈部和耳后等，皮疹的发生时间一般在用药后1周出现，3～5周达到最严重的程度，而停药4周内皮疹基本消失。患者勿抓挠皮肤，勤剪指甲，晚间睡觉时戴手套以防止抓伤皮肤。避免皮肤干燥，沐浴后或睡眠前涂抹润肤露。避免直接日晒。出现脓疱性皮疹时局部可用氧化锌、炉甘石止痒，涂抹湿润的软膏在疹周，一般4～7天愈合。

（2）皮肤干燥　治疗过程中，有16%～41%的患者会出现皮肤褪色的不良反应，此类情况不需治疗。个别痤疮样囊泡型皮疹有轻中度的皮肤干燥和瘙痒，经对症治疗后症状可缓解，但应坚持用药。皮肤干燥症发生在手脚，严重者会造成指（趾）关节处皮肤裂开，需要加强护理及调整治疗，建议患者避免使用肥皂，尽量使用微温的水和缩短淋浴时间，皮肤应经常涂抹无酒精润肤露，非常干燥者可以使用含尿素成分的润肤露。

（3）甲沟炎　表现为指甲侧肉芽组织形成并向甲内生长，伴有红斑、压痛感，指甲外侧部隆起、裂开，甚至会导致化脓性肉芽形成。临床上此类不良反应治愈的难度很大，只能采取一些措施在一定程度上起到预防作用，如穿宽松布鞋，经常剪指甲，保持指甲卫生，也可在指甲周围涂抹抗生素软膏。甲沟炎初期局部红肿、疼痛，应及时用热盐水烫洗，或用莫匹罗星（百多邦）、鱼石脂外敷以控制炎症。

（4）手足综合征　肿瘤患者在接受化疗或分子靶向治疗的过程中可出现手足综合征。特征表现为麻木、感觉迟钝、麻刺感、皮肤肿胀或红斑、脱屑、皲裂、硬结样水疱或严重的疼痛等。

① 出现Ⅰ、Ⅱ度手足综合征后，护士应指导患者保持受累皮肤湿润，如将双手或双足在温水中浸泡10min。避免接触过冷、过热和尖锐多刺的物体，以免发生冻伤、烫伤和外伤。然后在湿润的皮肤上涂凡士林软膏或芦荟汁、尿素软膏，这样可以有效地将水分吸附在皮肤上。同时应保持卫生，防寒、防冻，穿柔软、合适的鞋袜、手套，鞋袜不宜过紧，以防摩擦，避免剧烈运动或做用力捆绑的动作，避免接触碱性洗涤剂。

② 出现Ⅲ度手足综合征，此时应遵医嘱予索拉菲尼减量（400mg/d）治疗，并给予维生素 B₆ 300mg 静脉滴注、腺苷钴胺 1.5mg 肌内注射，同时以莫匹罗星（百多邦）外敷。疼痛剧烈时适当应用镇静药、镇痛药。指导患者不要挠抓局部皮肤及撕去结痂，破溃处经消毒后用无菌油纱布覆盖，尽量少换油纱布，以免反复损伤伤口而影响愈合。红肿、皲裂处涂以凡士林软膏。睡觉时指导患者用枕头适当垫高上、下肢体，以促进肢体静脉回流。

### 14. 乳腺癌育龄期化疗患者如何应对生育问题？

① 化疗可能会令女性月经紊乱，但疗程过后，部分女性的月经会恢复正常，但也有人从此闭经。医生可用药物以缓解热潮红、夜盗汗、皮肤干燥等停经症状。提早闭经可能会令女性骨骼变得脆弱易折。骨质疏松是中年妇女常见的问题，服用营养补充剂，勤做运动，可以减慢骨质流失。

② 孕妇不宜接受化疗，以免伤及胎儿。开始治疗前宜与伴侣和医生商讨如何避孕。化疗后 48h 内性生活宜用安全套。万一发现自己或伴侣有孕，应当立即通知医生。

### 三、应对乳腺癌化疗的锦囊

#### 1. 在化疗时，如何保护患者以及和患者一起生活的人？

① 经常洗手，避免感染。食物不洁也可引起感染。尤其在免疫系统较弱时，食品安全更加重要，可以咨询医生是否需要在癌症治疗期间遵循特殊的饮食。

② 由于患者易受感染，对外接触最好戴口罩；嘱亲友若有感冒，不妨待痊愈后再来探望。

③ 化疗不涉及病毒或辐射，患者只要避免体液传播，可以正常生活，不必担心与亲友共处，更可与儿童玩耍。

#### 2. 乳腺癌患者化疗期间如何照顾自己？

在化疗期间，乳腺癌患者要注意照顾自己，医生会给您这方面的提示。但这里有一些基本的事情您应该做到：

① 除了乳腺癌术后要做功能康复，还需要充足的休息。在治疗期间您可能会感觉比平时更累，应注意保证充足休息。

② 健康合理的饮食。身体需要获得足够的蛋白质和热量，以辅助制造新的正常细胞补充化疗期间失去的细胞，所以应确保您摄入足够全面的食物。如果您吃不好或不想吃，应向医生和家人求助。

③ 如果医生觉得合适的话，您可以锻炼身体和呼吸新鲜空气。运动可以帮助减轻压力和疲劳，并可以帮助您改善胃口。应与医生确认您的锻炼计划，以确保这个计

划对您是合适的。

④ 和医生确认服用维生素等保健食品。告诉医生您服用的具体情况，是否可以继续服用。不管任何人如何宣称，目前仍没有任何可以治愈癌症的"神奇"的食物、草药等。

### 3. 乳腺癌患者化疗期间怎么吃？

① 食物应尽量做到多样化，多吃高蛋白、丰富维生素、低动物脂肪、易消化的食物，可以把食物制作好后放入冰箱以便除去表面凝固的油。化疗进行期间，患者的营养需求比一般人要大，建议特别注意蛋白质的吸收，多饮水，进食各种食物。蛋白质的吸收对患者来说十分重要。

② 为防止化疗引起的白细胞、血小板等下降，宜多食动物血和优质蛋白质，如鸡蛋、瘦肉、鱼、黄鳝、鸡等；同时可配合药膳，如党参、黄芪、当归、红枣、花生等。

③ 提高免疫功能，可食香菇、蘑菇、猴头菇、木耳等食品。

④ 增加食欲，防治呕吐，可采取更换食谱、改变烹调的方法，增加食物的色、香、味；吃一些清淡爽口的生拌凉菜；在饮食中可加入一些生姜，以止呕；也可用药膳开胃健脾，如山楂、黄芪、山药、陈皮等。

### 4. 乳腺癌患者化疗期间注意事项有哪些？

① 少量多餐，每天 6～8 餐。当有饥饿感时，可以稍微多吃一些。与家人和朋友一同进餐，并且尽可能选择平时喜欢吃的食物。制作食物前要洗手。确保彻底煮熟食物。吃水果前应洗净并削皮。避免进食沙拉、海产品、火锅或自助餐。公共场所人多拥挤、易感染，应尽量避免外出和进食。

② 在恶心和呕吐明显时，不应强迫进食，尤其避免接触平时喜欢吃的食物，以免形成条件反射而日后对这些食物有厌恶感。呕吐完毕，清洁舒适时可及时补充适量不油腻食物。

③ 便秘常常是导致食欲缺乏的原因。如有便秘情况，尝试多摄入液体食物以软化粪便；或是增加食物中的膳食纤维含量。高膳食纤维含量的食物包括豆类、坚果类、全麦面包、新鲜水果及蔬菜等。可以向专业营养师咨询。必要时，在医生指导下使用缓泻药或粪便软化药物。

④ 适当运动有助于增加食欲，如饭前慢走等。

⑤ 必要时，在医生指导下服用一些有助消化的药物。

⑥ 饮食禁忌：不喝碳酸饮料等产气食物，少吃熏、烤、腌泡、油炸、过咸的食品，并于化疗期间停止服用中药，因中药成分有可能影响肝酶，肝酶太高即要暂停化疗，会延误治疗时机。

⑦ 化疗前根据医嘱做好各项化验及检查，准确测量身高及体重并报告护士。

### 5. 乳腺癌患者怎样平静接受化疗？

① 化疗疗程可能长达数周甚至数月，期间患者需要经常往返医院输液，而每次输注可能要较长时间。患癌本来就容易令人疲倦，如感到烦躁，都是可以理解的。

② 接受自己的情绪，放松自己，保持开朗对抗癌是十分重要的。等候治疗和接受注射时，如体力许可，不妨看手机、听音乐、看电影、闭目养神，甚至冥想、打坐。

③ 患者在医院可能会遇到患上同类乳腺癌的朋友。对于初次相识的人，有人会有所顾虑，有人不想承认自己也是同路人，这不足为奇，不过，由于遭遇相同的人有共同经历，大家通过互相分享和鼓励，容易成为抗癌路上互相支持的朋友。

### 6. 化疗期间怎样做好卫生与防护？

化疗药物带有一定毒性，治疗期间，患者需在家中实施类似医院的卫生措施。药物进入人体后，大约需要 48h 才能代谢完毕，透过尿液、粪便、唾液、呕吐物排出体外。一般来说，患者要特别注意洗手间卫生，要避免排泄物溢出，便后更要加倍清洁，以免其他人接触。

以下为患者必须注意的要点。

① 把排泄、呕吐物一律倒入马桶，放下盖板，冲两次水。如厕后用温水和洗手液、肥皂等洗手，并用柔软干净的毛巾或纸巾擦干。用热水和肥皂清洗盛载排泄物及呕吐物的容器，把废水倒入马桶，冲两次水。

② 条件许可的话，应专用一个洗手间。清理废物时戴一次性橡胶手套，操作后用温水和洗手液或肥皂洗净双手。如穿过的衣物未及时清洗，可先用塑料袋密封。如果照顾者接触到患者的体液，应该用温水和肥皂彻底清洁。

③ 化疗期间至完成疗程后初期，避免与他人接吻及分享饮食；同桌吃饭应使用公筷；患者用过的餐具、衣物、床单应单独清洗晾干。

④ 如果照顾者需要触摸您的体液，应戴 2 双一次性橡胶手套（可以在大多数药店或超市买到），同时注意经常用温水和肥皂洗手。

### 7. 防止化疗药物暴露或污染环境的方法有哪些？

① 所有收集化疗废弃物的塑料袋或容器应为黄色，看清标识，准确放置后加盖。

② 患者的呕吐物、分泌物、大小便等必须立即冲洗、净化、无害化处理，可能接触到人体时应进行防护，不宜留置在室内，以免有毒物质挥发至空气中。

③ 已经开封、过期的化疗口服药物应该退医院后焚烧处理。

④ 化疗废弃物属于医用垃圾，不能作为普通垃圾处理，应用专门的收集袋密封单独收集，有条件的在 1000℃ 下焚烧处理。如果有物品被化疗药物污染，能够清洗的应该立即清洗处理，可以丢弃的应放入密封袋密封然后放入医用垃圾收集袋。

# 第五节　PICC的临床应用与护理

PICC 的中文全称为"经外周静脉穿刺置入的中心静脉导管"，是一根细细的、柔软的静脉输液导管，通过患者一侧手臂的肘部或上臂的静脉穿刺送入，然后沿着静脉管道走行，最终到达接近心脏的大静脉（上腔静脉或下腔静脉）管道内。这是用来静脉输液的管道。如果在使用期间无特殊，PICC 预期可留置一年或按产品说明书的要求决定留置时间。

## 一、认识 PICC

1. PICC 的优势有哪些？

（1）与外周静脉输液工具对比的优势　手部静脉的血流量小、流动慢，一些刺激性和腐蚀性的药物对血管的损伤大，易出现输液时感到血管疼痛、发红，持续加重使血管变硬、变黑、萎缩，致后期输液困难。如果用 PICC，其导管的末端进到大静脉中的上腔静脉或下腔静脉，腔静脉管径一般为 20～30mm，血流量达 2000～2500mL/min，是手部静脉的 200～250 倍，它能很快地把药物冲散，稀释药物的浓度，从而保护了外周静脉，避免血管损伤的现象发生。

（2）与其他中心静脉输液工具对比的优势　目前，在临床上中心静脉血管通道器材有经外周静脉穿刺置入中心静脉导管（PICC）、非隧道型中心静脉导管（CVC）、隧道型中心静脉导管（TCVC）和植入式静脉输液港（PORT），PICC 与其他类型中心静脉血管通道器材相比有以下几个方面优势：①降低了从颈、胸和股部插入中心静脉导管的风险，如感染或气胸。②可在床旁穿刺，在可见血管上穿刺，成功率高，操作较为简单方便。③与其他经皮插入的中心静脉导管相比，PICC 导管可以降低导管感染的发生率，使患者更为舒适和满意。

2. PICC 的类型及特性有哪些？

（1）类型
① 按导管结构分为前端开口式 PICC 和三向瓣膜式 PICC。
② 按导管功能分为耐高压注射型 PICC 及非耐高压注射型 PICC。
（2）特性　PICC 导管材质一般为硅胶与聚氨酯，具有柔软、弹性好、对血管刺激小、导管的留置不影响肢体活动、对患者日常生活影响小的特点；并且，导管不透 X 线，可通过放射影像学定位，从而确定导管在患者血管内的位置，确保留置位置的准确性，满足临床各种治疗及诊断的需要。

## 二、PICC 的使用范围和益处

### 1. PICC 的适应证有哪些?

PICC 适用于缺乏良好的外周血管通道又需要可靠的输液通道的患者,需要长期或间断静脉输液的患者,需要反复输血或血制品的患者,输注高渗性或黏稠性液体如全胃肠外营养、脂肪乳的患者,输注发泡性或刺激性药物如化疗药物的患者等。

### 2. PICC 的禁忌证有哪些?

接受乳房根治术或腋下淋巴结清扫的术侧肢体;严重的凝血机制障碍;上腔静脉压迫综合征避免上肢置管;插管途径有放疗史、血栓史、外伤史、血管外科手术史;患者神志不清、躁动;确诊或疑似导管相关性感染、菌血症、败血症;患者确定或疑似对器材的材质过敏。

### 3. 为患者带来的益处有哪些?

① "一针用多次",是急需输液时的"应急线",可避免局部扎针疼痛。
② 减少因输入刺激性药物(如化疗)、高渗性或黏稠性液体(如营养制剂)导致的化学性静脉炎及药物外渗导致的组织损伤和组织坏死的风险。
③ 不完全限制臂部的正常活动及其他日常生活。

### 4. PICC 的定位技术有哪些?

PICC 尖端在中心静脉内的位置非常重要,行业标准建议安全性最佳的 PICC 尖端留置位置为上腔静脉与右心房的上壁交界连接点。那么,如何确定 PICC 尖端留置位置呢?一般有几种定位方法如胸部拍片、透视、造影、右心房心电图监测技术,需要与 X 线定位相结合。造影能显示实时导管尖位置,但费用较高,创伤较大,操作较复杂。胸部照片准确、经济实惠,目前临床上应用较为广泛。

## 三、乳腺癌患者置管注意事项

### 1. PICC 置入前的准备有哪些?

(1)检查准备  经外周静脉穿刺置入的中心静脉导管前,患者应遵医嘱完成实验室相关检查如血常规、肝功能、凝血四项及出凝血时间、血糖等项目,这些检查一般在入院时就已经检查了。配合医护人员完成置管前的评估工作如病情、局部皮肤和血管情况及有无置管禁忌证等。

(2)乳腺癌患者自身准备  做好穿刺部位皮肤清洁,置管前患者可洗澡或将非手术一侧的手臂用肥皂液清洗干净，一般上肢置管在手术侧的对侧穿刺，更换清洁内衣；同时，安心休息，保证充足的睡眠，也是非常重要的。勿空腹置管，以免发生低血糖及晕针反应。

### 2. 怎样配合PICC置管？

（1）患者的配合　患者应穿宽松的衣服，衣袖不能过紧，前端开口并有扣的衣服最好。该操作较平时注射输液稍微复杂，但原理一致，置管时应放松情绪，不必太担心。患者应按置管操作者的指导完成相关配合的动作，如穿刺时握拳，当导管尖端到达肩部即送入导管约20cm时头转向穿刺侧手臂，下颌靠近肩部的转头动作可以减少导管异位到颈静脉的情况发生，送管过程中注意深呼吸等，这些有利于置管的顺利进行。置管过程中，有任何不适应及时告知置管操作者，以便操作者及时处理。另外，使用塞丁格技术穿刺时，会在穿刺局部注射少量局麻药利多卡因以减轻疼痛，如有对利多卡因过敏的患者应在置管前告知置管人员。

（2）患者家属的配合　建立最大无菌屏障以保证无菌操作，是减少导管相关性感染的重要措施之一。所以，置管时请家属配合在置管室外耐心等候，减少置管室内人员走动，可有效避免人群的交叉感染。

## 四、了解留置PICC期间可能发生的并发症

PICC作为一种可中长期留置在血管内的血管通道器材，需要规范的使用和定期标准维护才能保障其安全使用。在留置期间因无菌操作不严、维护不到位或患者疾病因素影响等可能引起并发症的发生，患者需与医护人员一起采取积极的应对措施，减少并发症，从而达到预定的留置时间与目的。

### 1. 常见的留置期间并发症有哪些？

（1）静脉炎　有机械性静脉炎、化学性静脉炎、细菌性静脉炎和血栓性静脉炎。通常机械性静脉炎最常见，可发生在置管后的48~72h，以7天内多见。临床常表现为沿导管留置的静脉走向红、肿、热、痛，有时局部还可摸到硬结或条索状静脉，严重时穿刺点有脓液、出现发热等全身不适。

（2）导管堵塞　表现为经导管推注时推不动、无法抽到回血，同时，输注液体时困难，液体滴速变慢或滴不动。

（3）穿刺点渗血、渗液　穿刺点渗血表现为留置期间穿刺点有鲜红色或暗红色的血液流出，穿刺点渗液为无色无味的透明液体或淡黄色液体。渗血、渗液的量可多可少。渗血、渗液会导致穿刺点延迟愈合。

（4）导管脱出或缩进　表现导管露在穿刺点外的长度发生了改变，也就是说导管

外露长度与置管时导管外露长度相比较，外露长度长了为导管脱出，外露长度短了为导管缩进。例如，置管时导管外露长度为 7cm，留置期间导管外露长度为 9cm，说明导管脱出 2cm。

（5）导管相关性血栓　静脉血栓是 PICC 较常见的一种并发症，其发病率尚无确切统计，文献所报道的发病率差异很大，0.3%～66%不等。早期微血栓时绝大多数患者没有明显的临床症状和体征。随着血栓增多，置管侧手臂及肢体末梢、肩部、腋下、颈部及锁骨下区域会出现肿胀、疼痛，局部皮肤温度升高、皮肤颜色改变，手臂发红、发紫。

（6）导管相关性感染　包括了与 PICC 有关的全身或局部的感染。如穿刺处 2cm 以内皮肤有红肿、压痛或脓性分泌物，但无全身不适的局部感染；覆盖导管表面组织和置管处>2cm 的皮肤有红肿、压痛形成的隧道感染。最严重的是导管相关性血流感染，表现为患者有菌血症的临床表现，且患者没有其他明显的感染来源，导管内和外周静脉抽取血培养经实验室检查符合导管相关性血流感染的诊断标准。

（7）穿刺点周围的皮肤反应　主要表现为穿刺点周围皮肤先出现红斑、丘疹、水疱，患者有痒和烧灼感，随着发展水疱破溃后出现糜烂、渗液，皮肤红肿，重的有痛感及发热等全身症状。

（8）导管损伤　导管损伤包括导管破损和断裂。按导管损伤的部位不同分为体内导管损伤和体外导管损伤。导管体外破损可见冲管或输液时有液体从破损处渗漏；而导管体内部分破损致液体渗漏可有局部疼痛或皮下肿胀。导管体外断裂如未能及时发现和正确处理，断裂的导管可随血液回流入心脏成为导管体内断裂，无症状或可能产生严重的系统性的临床表现，如呼吸困难、心动过速、心律失常、咳嗽或者胸部疼痛等。不过这种并发症发生的概率非常低。

2. 并发症的应对措施有哪些？

（1）静脉炎　可抬高患肢，在发红肿胀部位给予温水热敷，每次 20～30min，每天 4～6 次。遵医嘱局部使用药物。同时，配合物理治疗如使用红外线治疗仪局部理疗也可起到缓解作用。按医护人员的指导及时处理，静脉炎完全可达到缓解，如果加重有脓性分泌物，可做细菌培养，遵医嘱全身使用抗生素。

（2）导管堵塞　导管堵塞由于导管位移和打折、扭结、盘绕引起，只需把导管拉直并定位导管尖端位置即可；由于药物沉淀引起的导管堵塞处理比较复杂，堵塞严重时只能拔除导管。由于血液凝固堵塞，护士可采用溶栓的药物如尿激酶溶栓处理。发生导管堵塞时患者应配合医护人员及时查找原因，按不同的原因对症处理。

（3）穿刺点渗血、渗液　发生穿刺点渗血、渗液时患者切勿惊慌，可到医院进行换药。渗液较少时，更换敷料后用绷带或弹力绷带适当加压包扎穿刺点，渗血、渗液一般可在 1 周内逐渐停止。如仍有渗血、渗液，可以将绷带或弹力绷带包扎的范围往上扩大，遵医嘱局部使用药物止血，并进一步查找原因。但是患者在加压包扎期间仍需多握拳活动，尽量少屈肘，注意观察渗出液的颜色、性质和量以及有无感染、肢体末梢血运情况。绷带包扎以松紧合适即可，如果感到肢体发胀，要告知护士略松开一些。

（4）导管脱出或缩进　导管进出移动会影响导管在体内的尖端位置，从而增加并发症。因此导管外露长度发生改变应及时告知医护人员对应处理。导管缩进体内时可将缩进的导管拔出到置管时的外露长度，而导管脱出后就不能再放入体内了，以免引起感染。据导管脱出体外的长度，行胸部 X 线片检查以确定导管在体内的尖端位置再决定其是否能继续留置及留置时间。

（5）导管相关性血栓　症状为局部疼痛发红、发热、肿胀、体温升高。皮下组织较薄的部位可触到条索状血栓，常与管壁紧密附着，很少发生肺栓塞。确诊后遵医嘱采取抗凝、溶栓及抗炎等对症处理，另外，是否拔除导管应谨遵医嘱。

急性期应抬高患肢超过心脏水平，患肢制动，禁止按摩患处及静脉走向，防止血栓脱落。注意患肢保暖，每日测量患肢、健肢同一水平臂围，观察对比患肢消肿情况。观察患肢皮肤颜色、温度、感觉及肢体远端动脉搏动。对于累及腋静脉或更近端静脉的血栓，急性期要卧床休息 1～2 周，避免一切使静脉压增高的因素。如突然出现剧烈胸痛、呼吸困难、咳嗽、咳血、发绀甚至休克，应考虑发生肺栓塞，需立即报告医护人员及时处理。

（6）导管相关性感染　局部和隧道感染可局部抗感染治疗，而导管相关性血流感染以全身抗感染治疗为主。导管相关感染期间，特别是导管相关性血流感染患者的抵抗力下降，要做好自我保护，注意清洁卫生，减少外出，避免交叉感染。导管相关感染时是否拔出或更换导管应考虑临床相关因素后再做决定。

（7）穿刺点周围的皮肤反应　针对不同原因进行处理。如果对 PICC 材质过敏应立即拔除导管；对贴膜过敏可改用纱布或无致敏性、透气性好的敷料固定导管。

局部皮肤反应遵医嘱可外用炉甘石洗剂，外涂地塞米松类抗过敏的软膏，外用药涂擦时注意避开穿刺点。同时，若痒灼感严重，可遵医嘱口服或肌注抗过敏的药物。患者注意控制自己勿局部搔抓以免引发感染，穿棉质、透气的衣物。

（8）导管损伤　导管体外破损不及时处理会发展成导管断裂。一旦出现导管损伤，应及时报告护士处理。导管断裂是急诊，患者及医护人员应做出快速反应，立刻加压固定导管，用手指按压导管远端的血管或立即于上臂腋部扎止血带，止血带捆扎要足够紧，以限制静脉血流，但不能限制动脉血流，注意止血带捆扎时间不能超过 1h，超过 1h 要松开 5～10min。应行 X 线影像学检查，确定 PICC 断端位置，决定下一步处理措施。导管断裂发生概率极低，不必过分担心。

### 五、患者维护 PICC 的事项

① 首先仔细聆听护理人员进行的 PICC 相关健康教育知识的讲解，阅读 PICC 导管的护理手册，了解 PICC 基本知识，知道自己导管的置入长度及外露长度、导管的

使用期限。

② 置管侧手臂勿做剧烈运动，可从事一般性的日常工作及家务，但避免置管侧肢体提过重的物体、做引体向上、举哑铃、打篮球等持重动作。置管侧手臂多做些握拳、松拳的动作，可促进血液循环，可以预防血栓形成。另外，睡觉时尽量减少置管侧卧位，以免影响血液回流。

③ 置管后首次24h要更换贴膜。3天内穿刺点处有稍许渗血是正常的，此时不要紧张，可以局部按压止血或用药物止血。如果穿刺点处出血或渗液量增多，应及时找护理人员进行换药。

④ 带管期间，注意保护好导管。应注意避免活动或穿脱衣物时将导管带出，注意衣服袖口不宜过紧，衣服袖子应选择宽大的，用弹力网套（或剪一只弹力高筒袜）套在胳臂上加以保护，特别是在穿脱衣服时置管侧衣袖应先穿后脱防止把导管带出。

⑤ 导管留置期间观察穿刺点周围皮肤有无发红、肿胀、疼痛、分泌物渗出等异常情况；观察导管有无进出，外露导管有无打折、破损；输液滴速变慢、液体不滴时应及时请医护人员处理。

⑥ PICC置管后淋浴前用保鲜膜在置管处缠绕3圈以上，周边用胶带粘牢或使用专用的PICC防水护套，防止浸湿导管及其敷料以免引起感染。淋浴后贴膜内浸湿时需立即请护理人员消毒并更换贴膜。避免任何水浸泡到穿刺区域的活动如游泳、盆浴等。

## 六、做好PICC的居家护理

### 1. PICC居家护理的要求有哪些？

（1）维护人员　由经过PICC维护培训的医护人员执行。

（2）维护地点　就近省市级医院、县级医院，最好到有PICC门诊或血管通道中心的医院进行维护。

（3）维护频率　最长维护间隔时间不能超过7天。可根据实际情况或季节变化调整维护间隔时间。

（4）维护内容　PICC导管及穿刺点周围皮肤进行消毒、更换贴膜和输液接头，导管进行冲管及封管。

### 2. PICC居家护理的注意事项有哪些？

（1）认识PICC居家护理的重要性，出院前掌握PICC的相关资料及维护相关要求，了解所居住区域有无经过PICC维护培训的医护人员及联系方式，并携带PICC导管的护理手册出院，必要时可将护理手册交当地医护人员维护PICC时查阅。

（2）带管居家期间可从事一般性的家务如煮饭、洗碗等，严禁置管侧手臂提5kg以上的重物或拖地。可做一些柔和的运动如握拳松拳、伸展的动作，促进血液回流，勿做剧烈运动，严禁游泳、打球、置管侧托举哑铃、拄拐杖。

（3）切记不能在置管侧手臂进行血压监测，并牢记除紫色耐高压导管外其他 PICC 管都不可用于增强 CT 或磁共振中高压推注对比剂，因高压推注可导致 PICC 管破裂。

（4）带管期间，按 PICC 维护要求按时落实维护，保持导管的完整性及局部的清洁无菌。当出现以下情况时，应及时到医院就诊：

① 穿刺部位出现红肿、疼痛、有分泌物。

② 导管外露长度发生改变、导管内有回血、导管有破损或断裂。

③ 置管侧手臂或肩部或颈部肿胀、麻木、疼痛，臂围较置管时增多。

④ 自我感觉胸闷、气短或胸痛、发热等不适。

⑤ 敷料松动、潮湿、污染；输液接头开裂、松脱或接头内有回血或异物。

# 第五章

# 乳腺癌的其他内科治疗

## 第一节　乳腺癌患者内分泌治疗

内分泌治疗是乳腺癌全身治疗的主要手段之一。内分泌治疗也称激素治疗，主要是通过改变身体激素水平来抑制肿瘤细胞生长。针对激素受体阳性、难以耐受手术治疗的乳腺癌患者，实施内分泌治疗具有效果显著、不良反应少及患者耐受性好等优势，治疗安全性较高。乳腺癌作为常见的女性恶性肿瘤是一种激素依赖性肿瘤，其中雌激素对乳腺癌的发生、发展起着至关重要的作用，雌激素通过与肿瘤细胞内的雌激素受体与孕激素受体结合，促进肿瘤细胞生长，如果减少体内雌激素或阻断癌细胞的雌激素受体，就能达到阻止癌细胞生长的目的，因此临床中检测雌激素受体（ER）和孕激素受体（PR）两者皆阳性或任一为阳性，都应该接受内分泌治疗。

### 一、拨开神秘乳腺癌患者内分泌治疗的"面纱"

内分泌治疗对激素依赖性复发转移乳腺癌和早期乳腺癌术后辅助治疗起到非常重要的作用，甚至可以用于高危健康妇女预防乳腺癌发生。乳腺是一个与内分泌激素有密切关联的器官，大约 2/3 的乳腺癌细胞含有一定量的雌激素受体（estrogen receptor，ER），这类乳腺癌称为雌激素受体阳性乳腺癌；40%～50%的乳腺癌含有孕激素受体（progesterone receptor，PR），这类乳腺癌称为孕激素受体阳性乳腺癌。雌激素受体或孕激素受体阳性乳腺癌对激素治疗敏感。因此能降低或阻断雌激素、孕激素对乳腺癌细胞作用的药物对乳腺癌均有治疗作用。

### 二、乳腺癌患者内分泌治疗的优点有哪些?

① 对正常细胞影响小，相比化疗副作用要小得多，有适应证时疗效不比化疗差。

② 起效需要 2～8 周，但一旦有效，维持时间比较长。

③ 治疗费用较低，而且因为毒副作用较轻、较少，不需要升白、止吐等药物治疗。

### 三、乳腺癌患者辅助内分泌治疗

**1. 辅助内分泌治疗的适应证有哪些?**

（1）激素受体 ER 和（或）PR 阳性的浸润性乳腺癌患者。

（2）原位癌患者如出现以下情况可考虑行 5 年内分泌治疗 ：①保乳手术后需要放疗患者，特别是其中激素受体阳性的导管原位癌 ；②仅行局部切除导管原位癌患者；③行乳腺全切患者，用于预防对侧乳腺癌发生。

**2. 辅助内分泌治疗的禁忌证有哪些?**

（1）使用内分泌药物有禁忌的患者，如有深部静脉血栓或肺栓塞史者。

（2）严重肝功能、肾功能损伤者慎用。

（3）孕妇及既往应用内分泌治疗药物过敏者。

**3. 辅助内分泌治疗药物怎么选择?**

① 绝经前患者辅助内分泌治疗首选他莫昔芬。

② 对于中高复发风险的绝经前患者（年轻乳腺癌患者，高组织学分级及淋巴结受累者）可考虑在辅助内分泌治疗中应用卵巢抑制药、他莫昔芬或芳香化酶抑制药加卵巢切除或卵巢抑制治疗 5 年。

③ 他莫昔芬治疗期间，如果患者已经绝经，可以换用芳香化酶抑制药。

④ 绝经后患者优先选择第三代芳香化酶抑制药，建议起始使用。

⑤ 不能耐受芳香化酶抑制药的绝经后患者，仍可选择他莫昔芬。

**4. 辅助内分泌治疗的注意事项有哪些?**

（1）患者应在化疗之前进行激素水平的测定，判断月经状态，看是否绝经。

（2）术后辅助内分泌治疗的治疗期限为 5 年，延长内分泌治疗需要根据患者的具体情况个体化处理，需要结合肿瘤复发的高危因素和患者的意愿综合决策；对于高危绝经前患者，若在他莫昔芬治疗满 5 年后患者仍未绝经，可以根据情况增加至 10 年，如果患者在治疗过程中绝经，可考虑延长芳香化酶抑制药治疗，直至完成 10 年的内分泌治疗。

（3）辅助内分泌治疗（LHRHa 除外）不建议与辅助化疗同时使用，一般在化疗之后使用，可以和放疗及曲妥珠单抗治疗同时使用。

（4）ER 和 PR 阴性的患者，不推荐进行辅助内分泌治疗。

（5）内分泌治疗中常见不良反应的监测和管理　①在应用他莫昔芬过程中应注意避孕，需要对子宫内膜进行超声监测，每 6～12 个月进行 1 次妇科检查。②对于应用芳香化酶抑制药患者应监测骨密度和补充钙剂及维生素 D。对于严重骨质疏松患者可进行正规抗骨质疏松治疗。③患者在接受芳香化酶抑制药治疗期间应监测血脂，必要时应给予血脂异常患者相应的治疗。对于在内分泌治疗中严重的不良反应需要考虑停药或者更换治疗方案。

## 四、晚期乳腺癌的内分泌治疗

### 1. 哪些晚期乳腺癌患者首选内分泌治疗？

①患者年龄大于 35 岁。②无病生存期大于 2 年。③仅有骨和软组织转移。④无症状的内脏转移。⑤ER 和（或）PR 阳性。⑥受体不明或受体为阴性的患者，如临床病程发展缓慢，也可以试用内分泌治疗。

### 2. 晚期乳腺癌患者药物怎么选择？

① 没有接受过内分泌治疗或无病生存期的绝经后复发或转移的患者，可以选择氟维司群、第三代芳香化酶抑制药、他莫昔芬、CDK4/6 抑制药联合第三代芳香化酶抑制药。

② 一般绝经前患者优先选择他莫昔芬，亦可联合药物或手术去势。绝经后患者优先选择第三代芳香化酶抑制药，通过药物或手术达到绝经状态的患者也可以选择芳香化酶抑制药。

③ 接受过他莫昔芬辅助治疗的绝经后患者可选第三代芳香化酶抑制药、氟维司群。

④既往接受过他莫昔芬和非甾体芳香化酶抑制药辅助治疗失败的患者，可以选择氟维司群、依维莫司联合依西美坦、孕激素或托瑞米芬等，亦可考虑采用 CDK4/6 抑制药联合内分泌治疗方案。

### 3. 晚期乳腺癌患者内分泌治疗有哪些注意事项？

① 连续内分泌治疗后如肿瘤进展，通常提示内分泌治疗耐药，此时应该换用细胞毒药物治疗或进入临床试验研究。

② 在内分泌治疗期间，应每 2～3 个月评估 1 次疗效，对达到治疗有效或疾病稳定患者应继续给予原内分泌药物维持治疗，如肿瘤出现进展，应根据病情决定更换其他机制的内分泌治疗药物或改用化疗等其他治疗手段。

## 五、内分泌治疗的使用要点、不良反应及注意事项

雌激素拮抗药通过结合或阻滞癌细胞中的雌激素受体来阻止雌激素的作用。

### 1. 他莫昔芬的使用要点有哪些?

他莫昔芬（三苯氧胺）是雌激素拮抗药中应用最早、最多的一种，常于术后应用5年，能减少雌激素受体阳性乳腺癌的复发率（近年文献报道减少31%），也可用于已发生转移的乳腺癌患者。他莫昔芬疗效稳定，毒性低，失败后改用其他药物仍有25%～30%的疗效，故常作为一线药物。

不良反应：他莫昔芬通常耐受良好。发生的大多数不良反应与药物的抗雌激素作用有关。最常报告的不良反应是热潮红、阴道出血、恶心、呕吐、水肿（体内液体蓄积）、经闭（未行月经）、通常为轻度并且可逆的血小板减少（血小板数目减少）及血钙浓度增加（骨转移的患者更常见）。

注意事项：曾有报告与他莫昔芬治疗有关的子宫内膜的良性和恶性病变的发生率增高。如果您在他莫昔芬治疗期间出现了异常阴道出血，请立即与您的医生联系，以便尽快进行出血原因的检查。对于绝经期前的妇女，在开始他莫昔芬治疗前必须排除妊娠，并且在治疗期间应采取有效的非激素避孕措施。

### 2. 托瑞米芬的使用要点有哪些?

托瑞米芬（法乐通）作用机制、疗效与他莫昔芬相似，引起子宫内膜癌的概率很小，适用于治疗绝经后妇女雌激素受体阳性或不详的转移性乳腺癌。

不良反应：常见的不良反应为面部潮红、多汗、子宫出血、白带、疲劳、恶心、皮疹、瘙痒、头晕及抑郁。这些不良反应一般较为轻微，主要因为托瑞米芬的激素样作用。

注意事项如下。

① 治疗前进行妇科检查，严谨检查是否已预先患有子宫内膜异常。之后最少每年一次妇科检查。附加子宫内膜癌风险患者，例如高血压或糖尿病患者、肥胖、高体重指数（IBM＞30）患者或有用雌激素替代治疗历史的患者应严密监测。

② 既往有血栓性疾病历史的患者一般不接受枸橼酸托瑞米芬治疗。

③ 对非代偿性心功能不全及严重心绞痛患者要密切观察。

④ 骨转移患者在治疗刚开始时可能出现高钙血症，故对这类患者要严密监测。

### 3. 氟维司群的使用要点有哪些?

氟维司群（fulvestrant）是一种新型的药物，通过减少雌激素受体数量来阻止雌激

素的作用。它对他莫昔芬治疗无效的乳腺癌患者仍有效。每月肌内注射 1 次。

不良反应：最常见不良反应是注射部位的反应、无力、恶心和肝酶（ALT、AST、ALP）升高。

### 4. 雷洛昔芬的使用要点有哪些？

雷洛昔芬（raloxifene，evista）是一种研究正热的新药，它是一种选择性雌激素受体调节物。它还用于治疗骨质疏松症，因为它有类似雌激素的增强骨质的作用。根据 NSABP 的 STAR 试验，绝经后小叶原位癌患者使用雷洛昔芬可减少发生浸润癌的危险。

不良反应：常见不良反应包括血管舒张（潮热）、流感症状、小腿痛性痉挛、外周水肿，绝大多数不良反应通常无需停止治疗。

### 5. 芳香化酶抑制药的使用要点有哪些？

芳香化酶抑制药能特异性导致芳香化酶失活，阻断芳构化反应，抑制雌激素生成，降低血液中雌激素水平，从而达到治疗乳腺癌的目的。多用于抗雌激素（他莫昔芬）治疗失败的绝经后晚期乳腺癌患者。常用的芳香化酶抑制药有依西美坦、来曲唑、阿那曲唑。

不良反应中最常见的为潮热、乏力、关节痛。

注意事项：芳香化酶抑制药很少引起子宫内膜癌和子宫肉瘤，但骨质疏松和骨折的发生率升高。因此，对于长期应用此类药物的患者，建议服用钙剂和维生素，并适当进行体育锻炼。

### 6. 孕激素的使用要点有哪些？

孕激素的作用机制是抑制下丘脑促性腺激素释放素，从而抑制促卵泡激素和黄体生成素分泌以及诱导肝α-还原酶，加速体内雄激素降解，减少雌激素合成。它与孕激素受体结合后竞争性抑制雌二醇与雌激素受体的相互结合。孕激素药物主要有甲孕酮和甲地孕酮。孕激素类药物适用于绝经后人群，复发转移乳腺癌的解救治疗，对他莫昔芬治疗失败的患者仍有效。对全身状况差、虚弱或食欲缺乏的以骨转移为主的患者，孕激素可作为一线药物。

不良反应：主要是肥胖、体液潴留、高血糖和高血压。

### 7. 促性腺激素释放激素类似物的使用要点有哪些？

性腺激素释放激素类似物有戈舍瑞林和亮丙瑞林，用于雌激素受体阳性的绝经前患者，与他莫昔芬联用可增加其疗效。

不良反应：主要是面部潮红、头痛、性欲降低、阴道干燥和骨密度降低等。

## 六、乳腺癌患者内分泌治疗的效果

双受体阳性的乳腺癌患者，内分泌治疗的有效率为60%～70%，而受体阴性者有效率低于10%。内分泌药物之间交叉耐药较少，一种药物失败后，还可试用另一种药物。

## 七、乳腺癌患者需要更换内分泌治疗药物的时机

内分泌治疗药物治疗导致的副作用主要表现为绝经后症状和头晕、头痛等，如症状不能耐受，可联系医生更换药物。

## 八、乳腺癌患者内分泌治疗的注意事项

① 服用内分泌药物期间要进行补钙，加强体育锻炼，预防骨折和骨质疏松。
② 内分泌治疗需要服药周期长，要遵医嘱按时按疗程服药。
③ 对能引起体重增加的内分泌药物，要控制饮食并注意锻炼以保持体重。

# 第二节　乳腺癌患者抗肿瘤靶向治疗

乳腺癌的精准治疗已逐渐渗透到肿瘤分子分型、靶向治疗以及外科手术等各个方面，靶向治疗（targeted therapy）是用药物干扰癌变或乳腺癌细胞生长的过程，使肿瘤细胞停止增生，最终死亡。肿瘤分子靶向治疗是指在肿瘤分子细胞生物学基础上，利用肿瘤组织或细胞所具有的特异性结构分子作为靶点，使用某些能与这些靶分子特异结合的抗体、靶体等结合，达到直接治疗或导向治疗目的的疗法。靶向治疗具有较好的分子选择性，能高效选择性杀伤肿瘤细胞，减少对正常组织的损伤，实现了传统化疗药难以实现的目标。

靶向药物（targeted medicine）是目前最先进的用于治疗癌症的药物，它通过与癌症发生、肿瘤生长所必需的特定分子靶点的作用来阻止癌细胞的生长。

## 一、靶向药的特点

### 1.针对性强

对含有相应靶点的肿瘤有效。靶向药只适用于拥有某种生物特性的癌细胞，只有

适合某种条件的乳腺癌才可用靶向治疗。

此外，靶向药根据原发部位癌细胞的特性来攻击。一旦原发部位的癌细胞转移至其他部位，便不能以原靶向药来治疗转移癌。

### 2. 副作用较轻，易于耐受

靶向治疗针对肿瘤机制，直接攻击致癌基因，选择性强，通常靶向药的副作用较轻。但靶向药物也有可能引起严重的副作用，不能掉以轻心。

### 3. 有耐药性

根据临床经验，不少靶向药用了 9~10 个月后就会产生耐药性。总的来说，单独使用靶向药疗效较好，但往往还要同时用传统化疗或放疗来配合治疗。

## 二、乳腺癌靶向治疗的分类及适应证

根据靶向部位的不同，可以将肿瘤靶向治疗分为两大类，即肿瘤细胞靶向治疗和肿瘤血管靶向治疗。肿瘤细胞靶向治疗是利用肿瘤细胞表面的特异性抗原或受体作为靶向，而肿瘤血管靶向治疗则是利用肿瘤区域新生毛细血管内皮细胞表面的特异性抗原或受体起作用。

### 1. 肿瘤细胞靶向治疗主要有哪几类药物？

根据药物的作用靶点和性质，可将乳腺癌细胞靶向治疗的主要药物分为以下几类。

（1）针对 HER2 靶点药物　HER2 基因全称是人类表皮生长因子受体 2，是一种原癌基因，每个人体内正常细胞膜表面都有少量的 HER2 蛋白。HER2 蛋白可进行信号转导，调控细胞生长和分裂。当癌细胞内 HER2 基因高度表达，细胞膜上会产生过多 HER2 蛋白，刺激癌细胞增长而增加癌细胞的侵袭性，较容易出现复发转移，预后差。一般有 20%~30% 的乳腺癌患者都属于 HER2 阳性乳腺癌。

HER2 阳性是确定靶向治疗患者的主要指标。检查方式有免疫组化检测（IHC 检测）与荧光原位杂交技术（FISH 技术）。首先，乳腺癌患者需要取病理标本，进行免疫组化检测（IHC 检测）。如果检测结果为"+++"，即确定该乳腺癌患者 HER2 阳性，适合靶向治疗。如果免疫组化检测显示 "+"或"++"，则需要 FISH 检测进一步确诊。FISH 检测可更为准确地筛查出 HER2 阳性乳腺癌患者。抗 HER2 靶向药物出现后改善了乳腺癌患者的预后，包括以下三类。

① 单克隆抗体：曲妥珠单抗和帕妥珠单抗。

② 小分子表皮生长因子受体（EGFR）酪氨酸激酶抑制药：表皮生长因子受体（EGFR）是一种具有酪氨酸激酶活性的跨膜受体。EGFR 在正常乳腺的发育、成熟、

退化过程中担任重要角色。EGFR 也与肿瘤细胞的增殖、转移、侵袭、血管生成及细胞凋亡的抑制有关。应用于乳腺癌的药物有拉帕替尼、来那替尼、吡咯替尼等。

③ 单克隆抗体和化疗药的偶联体：代表药物为曲妥珠单抗-美坦新偶联物（TDM1）。

（2）针对 mTOR 的药物　研究发现，在肿瘤细胞增殖、血管新生和转移以及对放化疗的拮抗中 PI3K/Akt/mTOR 信号通路发挥重要作用。以 PI3K/Akt/mTOR 信号通路为靶点的抗乳腺癌药物包括坦西莫司、依维莫司等。依维莫司是 mTOR 靶蛋白的抑制剂，大量研究证明，依维莫司通过抑制 PI3K/AKT/mTOR 通路活性，逆转芳香化酶抑制药耐药。对于芳香化酶抑制药治疗失败的绝经后晚期乳腺癌患者，换用其他内分泌药物联合依维莫司将成为逆转内分泌治疗耐药的新策略。

（3）针对 CDK4/6 的抑制药　CDK4/6 抑制药抑制 CDK4/6-Cyclin D1 复合物的活性，阻止肿瘤细胞通过 G1 期～S 期的检查点，阻滞细胞周期，抑制肿瘤细胞增殖。帕博西尼是一种口服、靶向性 CDK4/6 抑制剂，能够选择性抑制细胞周期蛋白依赖性激酶 4 和 6（CDK4/6），恢复细胞周期控制，阻断肿瘤细胞增殖，同时可与内分泌治疗协同增效，共同抑制肿瘤生长。

（4）针对 BRCA1/2 突变的 PARP 抑制药　PARP 抑制药通过抑制肿瘤细胞 DNA 损伤修复、促进肿瘤细胞发生凋亡，从而可增强放疗以及烷化剂和铂类药物化疗的疗效。奥拉帕尼是全新的口服聚二磷酸腺苷核糖聚合酶（PARP）抑制药，用于治疗 BRCA 突变的乳腺癌。

### 2. 肿瘤血管靶向治疗主要有哪几类药物？

抗肿瘤血管新生治疗是以血管内皮细胞为靶点，通过降低血管活性因子的活性、抑制内皮细胞增殖和迁移、改变肿瘤生长微环境，从而抑制肿瘤生长过程中的血管新生，切断肿瘤的供养，最终达到遏制肿瘤生长和转移的目的，是一种全新的靶向肿瘤治疗方法。目前，我国上市的应用于乳腺癌血管靶向药物主要包括：①血管内皮生长因子抑制药：VEGE/VEGFR 的分子靶向药物，如贝伐珠单抗。②内源性血管生成抑制药：如血管内皮抑素。

## 三、常用乳腺癌细胞靶向治疗药物

### （一）曲妥珠单抗

曲妥珠单抗又名赫赛汀，是一种重组 DNA 衍生的人源化单克隆抗体，选择性地作用于人表皮生长因子受体 2（HER2）的细胞外部位，来阻断癌细胞的生长，赫赛汀还可以刺激身体自身的免疫细胞去摧毁癌细胞。

1. 曲妥珠单抗的适应证有哪些？

曲妥珠单抗适用于 HER2 过度表达的乳腺癌辅助、新辅助以及晚期乳腺癌任何阶段。

2. 曲妥珠单抗的注意事项有哪些？

① 赫赛汀原药 2～8℃保存，不能冷冻。

② 赫赛汀需用专用溶剂配制，溶解后加入生理盐水 250mL 稀释后缓慢静滴，滴注时间不短于 90min，不能用葡萄糖稀释。

③ 专用溶剂溶解后的药液可在冰箱 2～8℃冷藏 28 天。

④ 输液前半小时肌注异丙嗪（非那根）或苯海拉明，使用糖皮质激素如地塞米松，预防输液反应，必要时予以止吐药。

3. 曲妥珠单抗的主要副作用应怎样应对？

（1）输注反应　第一次输注时，可出现轻中度的寒战和（或）发热、恶心、呕吐、头痛、头晕、皮疹。再次输注罕有发生。出现呼吸困难、低血压、喘息、支气管痉挛、心动过速、氧饱和度降低和呼吸窘迫，这些反应可能是严重的或者具有潜在致命的危险性。在使用前用抗组胺药物预处理，首次输注完毕建议观察 2h，看有无发热、寒战等。输注时、输注结束后如出现任何不适，及时告知医生。

（2）发热　多出现在首次用药时，预防措施是在使用药物前遵医嘱使用苯海拉明和地塞米松。低热时不需处理，卧床休息，多饮水，注意保暖，观察体温变化。体温超过 38.5℃，遵医嘱予以解热药并严密观察。

（3）心脏毒性　心功能不全症状和体征，如呼吸困难、端坐呼吸、咳嗽加重、肺水肿或射血分数降低。有心脏功能减退的，使用前建议进行心超检查。

## （二）帕妥珠单抗

帕妥珠单抗又名帕捷特，是第 2 个针对 HER2 靶标的重组人源化单克隆抗体，与 HER2 受体胞外 Ⅱ 区域特异性结合，抑制 HER2 受体活化。

1. 帕妥珠单抗的适应证有哪些？

① 本品适用于与曲妥珠单抗和化疗联合作为具有高复发风险、HER2 阳性的早期乳腺癌患者的辅助治疗。

② 帕妥珠单抗与曲妥珠单抗和化疗联合，用于 HER2 阳性、局部晚期、炎性或早期乳腺癌患者（直径>2cm 或淋巴结阳性）新辅助治疗，作为早期乳腺癌整体治疗方案的一部分。

③ 帕妥珠单抗联合曲妥珠单抗可治疗曲妥珠单抗单药治疗失败的转移性乳腺癌

患者，且能够改善患者的临床缓解率。

2. 帕妥珠单抗的注意事项有哪些？

① 在接受帕妥珠单抗治疗前，应进行 HER2 检测，帕妥珠单抗只能用于 HER2 阳性的乳腺癌患者。

② 帕妥珠单抗的推荐起始剂量为 840mg，静脉输注 60min，此后每 3 周给药一次，给药剂量为 420mg，输注时间 30～60min。

③ 在每次完成帕妥珠单抗输液后，建议观察 30～60min。观察结束后可继续曲妥珠单抗或化疗治疗。

3. 怎样预防及处理主要副反应？

（1）腹泻　腹泻是使用帕捷特后最常见的副作用，帕捷特使肠黏膜受到影响，导致肠道吸收功能降低，轻中度患者可予思密达（蒙脱石散）口服，腹泻次数 5～10 次以上的严重者或年老体弱者需要进行补液，调整水、电解质平衡。

（2）输液反应　帕捷特使用期间，第一天最常见的输液反应（发生率 1.0%）是发热、发冷、疲劳、头痛、虚弱、过敏和呕吐。在第一次注射帕捷特后需观察 60min，并在随后的注射中观察 30min。如果发生了严重的与该药相关的输液反应，应减缓或中断输液，并告知医生进行适当的处理。

（3）超敏反应/速发过敏反应　如果出现严重的超敏反应（如速发型过敏反应），应立即停止输注，存在帕捷特过敏的患者禁止使用。

（4）恶心、呕吐　以清淡、易消化食物为主，少量多餐，忌辛辣、生冷的食物，少吃甜食和油腻的食物。

（5）皮疹　轻度皮疹可以局部涂搽莫匹罗星（百多邦）或者维生素 $B_6$ 软膏。中度皮疹可以用克林霉素软膏。重度皮疹需要告知医生，看是否需要调整用药剂量或停药。

（6）便秘　少量使用帕捷特的患者会出现便秘，应清淡饮食，适当锻炼，放松心情，可以使用大便润滑剂，必要时可以使用泻药（不可长期使用）。

（7）轻度脱发　不必太紧张，建议尽量留短发以减少物理性作用力引起的脱发。

（8）瘙痒症　皮肤瘙痒是帕捷特的不良反应之一，轻度患者可不处理，中重度可结合中药治疗减轻不良反应或涂抹外用抗组胺剂或外用糖皮质激素，全身皮肤瘙痒时可口服开瑞坦等。需穿宽松、柔软、低领、棉质的衣服，局部皮肤反应避免抓挠，勿用碱性肥皂和刺激性洗涤物及粗糙毛巾擦洗，保持皮肤清洁，外出时避免强烈日光照射。皮肤干燥时可涂用润肤剂。

## （三）拉帕替尼

拉帕替尼是一种口服的抗 HER1 和 HER2 的小分子酪氨酸激酶抑制药，可同时作用于 EGFR 和 HER2 两个靶点。拉帕替尼口服耐受性好，能够透过血脑屏障，联合化疗对于乳腺癌脑转移患者疗效较好。

**1. 拉帕替尼的适应证有哪些？**

拉帕替尼用于联合卡培他滨治疗 ERB2 过度表达的，既往接受过包括蒽环类、紫杉醇、曲妥珠单抗（赫赛汀）治疗的晚期或转移性乳腺癌。

**2. 拉帕替尼的注意事项有哪些？**

① 拉帕替尼每日服用 1 次，不推荐分次服用。饭前 1h 或饭后 2h 后服用。
② 如漏服 1 剂，第 2 天不需剂量加倍。
③ 推荐剂量为 1250mg，每日 1 次，疗程的第 1～21 天服用。

**3. 拉帕替尼的主要不良反应怎样应对？**

（1）腹泻　拉帕替尼联合化疗引起的腹泻最为常见，几乎一半腹泻患者在初次治疗的 1 周内发生，并持续 4～5 天，但通常症状较轻。少数患者发生严重腹泻，处理不及时甚至会引起死亡。治疗时可备用止泻药（如洛哌丁胺），腹泻时要及时告知主管医生，必要时予口服或静脉注射电解质和补液，腹泻严重时遵医嘱中断或停止使用拉帕替尼治疗。腹泻期间建议停用奶制品，每天保证足够的水量摄入，吃纤维含量低的食物。

（2）手足综合征　在拉帕替尼联合卡培他滨治疗时较常见。主要表现为手足麻木、感觉迟钝、感觉异常、麻刺感、无痛感或疼痛感、皮肤肿胀或红斑、脱屑、皲裂、硬结样水疱或严重的疼痛等。避免穿过紧的鞋子、避免反复揉搓手足、局部经常涂抹适量含油脂乳霜或乳液等以保持皮肤湿润和补充维生素 $B_6$ 等预防手足综合征。避免四肢暴露于高温高压的环境中，避免摩擦皮肤，可考虑将手足冷浴及对疼痛部位皮肤采用软垫保护。加强局部伤口护理，如出现水疱或溃疡时需及时咨询专科医师以便及时处理。

（3）皮疹　局部可考虑使用 1% 氢化可的松软膏或 10% 克林霉素凝胶或红霉素软膏。皮肤干燥伴瘙痒者，局部使用薄酚甘油洗剂或苯海拉明软膏外涂。每 2 周对皮疹程度再行评估。情况持续恶化或未能明显改善者必须及时就诊。

（4）心肺毒性　建议在用药前进行心脏超声检查，并在治疗中定期监测。治疗期间应监测肺部症状和体征，如出现较严重的间质性肺病或肺炎必须停用拉帕替尼。

（5）肝毒性　用药之前和期间需要监测肝功能，出现严重肝功能损伤必须停拉帕替尼。

### （四）来那替尼

来那替尼是一种口服酪氨酸激酶抑制药，可靶向作用于 HER1/HER2/HER4，是目前 HER2 药物中靶点最为广泛的一类药物。它是全球唯一获批在曲妥珠单抗（赫赛汀）治疗 HER2 阳性乳腺癌后进行强化辅助治疗的产品，用于降低早期 HER2 阳性乳腺癌复发风险。

### 1. 来那替尼的适应证有哪些？

用于已接受过曲妥珠单抗（赫赛汀）辅助治疗的 HER2 阳性早期乳腺癌患者。

### 2. 使用来那替尼的注意事项有哪些？

① 推荐剂量是 240mg，每日口服一次，应与食物同时服用，疗程 1 年。

② 最好在每天同一时间服药，片剂应整片吞服，吞服之前不可咀嚼、粉碎或掰开。若漏服一次剂量，当天不能追加服药。

### 3. 来那替尼的主要不良反应怎样应对？

（1）腹泻　在首次接受来那替尼治疗前，应提前 56 天给予洛哌丁胺，以预防严重腹泻。遵医嘱补充液体和电解质以辅助治疗腹泻。患有严重腹泻或肝损伤（肝毒性）的患者，应停止服用来那替尼。

（2）肝损伤（AST 或 ALT 酶增加）　开始治疗前及治疗的最初 3 个月遵医嘱检测肝功能。绝大多数有肝损伤的患者停药后可恢复，少数发展为慢性，仅有极少数进展至肝衰竭。

（3）恶心呕吐　出现恶心、呕吐等症状后日常饮食以清淡、易消化食物为主，少量多餐，忌辛辣、生冷的食物，少吃甜食和油腻的食物等。

（4）疲劳乏力　休息时间要充足，另外可以通过做一些运动如短途散步等增强体质、消除疲劳。

## （五）吡咯替尼

吡咯替尼是一种口服的表皮生长因子受体 2（HER2）与表皮生长因子受体（EGFR）的不可逆抑制药。

### 1. 吡咯替尼适应证有哪些？

联合卡培他滨，适用于治疗表皮生长因子受体 2（HER2）阳性、既往未接受或接受过曲妥珠单抗治疗的复发或转移性乳腺癌患者。使用本品前患者应接受过蒽环类或紫杉类化疗。

### 2. 使用吡咯替尼有哪些注意事项？

① 吡咯替尼仅可用于 HER2 阳性的乳腺癌患者。

② 吡咯替尼推荐剂量为 400mg，每日 1 次，餐后 30min 内口服，每天同一时间服药。连续服用，每 21 天为一个周期。如果患者漏服了某一天的吡咯替尼，不需要补服，下一次按原计划服药即可。

③ 密封，在 25℃ 以下干燥处保存。启封后保存不得超过 1 个月。

### 3. 主要不良反应怎样预防及护理？

（1）腹泻 是吡咯替尼最常见的不良反应。首次腹泻发生时间较早，可发生于用药的第 1～4 天，腹泻通常持续 2～3 天，经过暂停用药或下调药物剂量以及对症治疗，绝大多数的腹泻可得到控制。治疗期间应关注排便性状和频率的变化，发现大便不成形后，尽早开始抗腹泻治疗，可选用洛哌丁胺或蒙脱石散。出现腹泻时，应立即联系医生并接受治疗上的指导。

（2）肝脏功能异常 开始吡咯替尼治疗前应检查肝功能，治疗期间至少每 2 个周期（6 周）应监测一次肝功能。如有异常，应增加监测频率并及时联系医生。

（3）手足综合征 是吡咯替尼和卡培他滨的常见不良反应，严重时可能影响日常生活或工作。如果发生手足综合征，患者应加强日常皮肤护理，使用润肤霜或润滑剂，保持皮肤清洁，避免继发感染，避免压力或摩擦，在医师指导下可使用皮肤外用药对症治疗。

（4）皮疹 轻度皮疹通常不需要药物治疗，瘙痒时，局部使用复方醋酸地塞米松软膏、氢化可的松软膏。皮肤干燥者使用薄酚甘油洗剂或苯海拉明软膏。合并感染时可使用抗生素治疗，如莫匹罗星、环丙沙星软膏外涂。

（5）血液系统疾病 如血红蛋白含量降低、白细胞计数降低、中性粒细胞计数降低。使用吡咯替尼联合卡培他滨治疗前应检查血常规，治疗期间应定期监测血常规，血常规异常时及时就医处理。

## （六）曲妥珠单抗-美坦新偶联物（TDM1）

T-DM1 是曲妥珠单抗与微管抑制药美坦辛偶连在一起的一种新型 HER2 靶向治疗药物。它不仅具有曲妥珠单抗的靶向治疗作用及细胞毒物的抗肿瘤作用，更能促进细胞毒性药物与 HER2 表面受体结合，增强对肿瘤细胞的杀伤力，降低不良反应。该药目前在国内还未上市。

### 1. TDM1适应证有哪些？

① 以前接受过曲妥珠单抗和紫杉烷单独或联合治疗的 HER2 阳性转移性乳腺癌患者的治疗。

② 乳腺癌患者应有以下任一情况：既往接受对转移性乳腺癌治疗，或完成辅助治疗期间或 6 个月内发生疾病复发。

## 2. TDM1 注意事项有哪些？

① 静脉输注：首次输液时间 90min，输注过程中及输注起始剂量之后至少 90min 内，观察有无发热、寒战或其他输注相关的反应。若之前输注耐受情况都很好，后续输注的输注时间为 30min，应在输注过程中及输注后至少 30min 内观察有无输注相关反应。输注过程中不可随意调节输液速度，出现任何不适应及时告知医生。

② 2~8℃ 避光保存和运输。

## 3. 主要不良反应有哪些？

包括输注相关反应、血小板减少、肝毒性、肺毒性及神经毒性反应等。

## （七）依维莫司

依维莫司为哺乳动物雷帕霉素靶蛋白（mTOR）口服抑制药，与雌激素抑制药联合，可能预防或延缓晚期乳腺癌患者对一线内分泌治疗的耐药。

### 1. 适应证

激素受体阳性、HER2 阴性绝经后晚期乳腺癌患者。

### 2. 注意事项

10mg 每日一次，口服给药，在每天同一时间服用。

### 3. 依维莫司主要不良反应怎样预防与处理？

（1）口腔炎　最常见也最突出，表现为口腔、唇黏膜或舌黏膜的炎症反应或溃疡，伴局部疼痛或吞咽困难。服药时尽量避免让药物直接接触到口腔，可以用面包或软馒头来包裹药物后快速吞服。保持口腔清洁，早、晚用软毛牙刷刷牙，餐后漱口。避免进食刺激性食物，必要时予头孢他啶（复达欣）、甲硝唑抗炎治疗，也可以用康复新或溃疡散。口腔炎严重到影响进食时，可以遵从医嘱采取暂时停药或减量，待口腔炎有所恢复且不影响日常生活时再逐渐恢复足量依维莫司治疗。

（2）非感染性肺炎　表现多样，有干咳、胸闷气短、午后发热、咳嗽或呼吸困难等。一旦出现呼吸系统症状，则应根据症状轻重及影像学表现遵医嘱选择暂时停药。对于症状特别严重的，可遵医嘱给予糖皮质激素治疗。

（3）代谢异常　表现为血糖、胆固醇和甘油三酯升高。遵医嘱控制血糖，可以选择二甲双胍、比格列酮等，必要时可以选择胰岛素治疗。用药前即存在血脂升高者应同时给予降脂治疗。

（4）腹泻　腹泻症状较轻时，可给予蒙脱石散剂（思密达）、洛哌丁胺（易蒙停）、腹可安等，同时对症治疗，用口服补液盐（ORS）预防和纠正脱水、补充电解质。若腹泻严重遵医嘱静脉滴注大量液体维持水和电解质平衡，静脉滴注多种维生素，有低钾血症时还需补钾。重症患者可考虑短期应用糖皮质激素，以减轻中毒症状。

### （八）帕博西尼

帕博西尼（爱博新）是一种实验性、口服、靶向性制剂，能够选择性抑制细胞周期蛋白依赖性激酶 4 和 6（CDK4/6），恢复细胞周期控制，阻断肿瘤细胞增殖。帕博西尼联合来曲唑作为内分泌基础的一线疗法，治疗绝经期女性雌激素受体 2 阴性的晚期乳腺癌患者。

#### 1. 适应证

激素受体（HR）阳性、人表皮生长因子受体 2（HER2）阴性的局部晚期或转移性乳腺癌，应与芳香化酶抑制药联合使用作为绝经后女性患者的初始内分泌治疗。

#### 2. 注意事项有哪些？

口服胶囊，一般与来曲唑联用。推荐剂量为 125mg 每天一次，与食物服用，共 21 天，应整粒吞服，吞咽前不应咀嚼、压碎或打开胶囊。如果患者呕吐或漏服，当天不得补服，应照常进行下次服药。

#### 3. 主要不良反应有哪些？

帕博西尼是胶囊剂，口服即可，传统化疗的不良反应如骨髓抑制和肠道反应等表现较轻微。帕博西尼常见不良反应包括中性粒细胞减少、白细胞减少、疲乏、贫血、上呼吸道感染、恶心呕吐、口炎、脱发、腹泻、血小板减少、周围神经病变等。该药目前在国内未上市。

### 四、乳腺癌血管靶向治疗药物贝伐珠单抗

贝伐珠单抗是第一个用于临床的抗血管生成靶向药物，其主要作用机制是与内源性 VEGF 竞争性结合 VEGFR，从而抑制血管内皮细胞增殖，减少新生血管的形成。

#### 1. 贝伐珠单抗适应证有哪些？

在治疗乳腺癌方面，贝伐珠单抗仅可与紫杉醇联合应用于复发或转移性乳腺癌。

#### 2. 贝伐珠单抗的主要不良反应有哪些？

常见的不良反应包括鼻出血、头痛、高血压、蛋白尿、皮肤干燥、味觉改变、背痛、剥脱性皮炎。最严重的不良反应有：①胃肠道穿孔/伤口愈合并发症。②出血，如黏膜与

皮肤出血，最常见的为鼻出血；还有肺出血、胃肠道出血等。③动脉血栓栓塞，如脑血管意外、心肌梗死、短暂性脑缺血。④高血压危象。⑤肾病综合征。⑥充血性心力衰竭。

### 3. 其主要不良反应怎样应对护理？

（1）高血压的护理　高血压是最常见的不良反应之一，化疗前及用药期间均应监测血压。出现一过性血压升高时及时减慢滴速，使血压降至140/90mmHg以下。轻度高血压时，遵医嘱使用抗高血压药物。对于血压持续升高并出现头痛、头晕、心悸的患者应该立即通知主管医生并采取相应的措施。提倡健康生活方式包括适当运动、控制体重、限制饮酒、减少钠盐，避免引起血压升高的因素如情绪激动焦虑、饱餐等，必要时在家监测血压。

（2）心脏毒性的护理　贝伐珠单抗的主要毒性反应是充血性心力衰竭，表现为胸闷、气促、呼吸困难、发绀等。一旦出现上述症状，立即给予半卧位双腿下垂，以减少静脉回心血量，同时避免各种精神刺激。待情况好转后可逐渐增加活动量，以不出现症状为限。

（3）出血的护理　观察身体有无出血点、瘀斑等，避免粗糙、坚硬食物，使用软毛牙刷刷牙，避免剔牙和挖鼻，出现出血倾向及时报告医生。鼻出血时嘱患者卧床休息，取半坐卧位或头部前倾位，对头部及鼻根部予冷敷。做好口腔清洁，保持口腔卫生，预防口腔感染。加强营养，增加机体抗病能力。

# 第三节　乳腺癌的介入治疗

肿瘤介入治疗是在医学影像设备（如CT、B超、数字减影血管造影机等）介导下利用穿刺针、导管及其他必要的介入器材，对肿瘤通过采集标本进行诊断，或通过经肿瘤供血血管进行化疗药物灌注、栓塞治疗，或通过生理腔道、经皮直接穿刺等非血管途径进行消融治疗、放射性粒子植入治疗、支架置入治疗等。肿瘤介入治疗是介入治疗的重要分支。美国等发达国家的恶性肿瘤病死率下降的主要原因之一是得益于肿瘤治疗技术的进步以及新技术的应用。常见乳腺癌介入治疗方法如下。

## 一、乳腺癌动脉灌注与栓塞治疗

### 1. 乳腺癌介入治疗的依据是什么？

乳腺癌是对化疗敏感的实体瘤之一，符合动脉灌注化疗的三个基本要素：①肿瘤有明确的供血动脉；乳腺供血动脉包括胸廓内乳动脉、腋动脉的分支和上位肋间动脉分支，其中胸廓内乳动脉与腋动脉占乳腺总供血量的98%；②肿瘤为血管丰富型；③肿瘤细胞对化疗敏感。局部动脉内药物灌注可以提高药物剂量的浓度，同样的药物和剂量，动脉内灌注化疗与全身化疗相比，具有高的应答率和低的不良反应。

## 2. 乳腺癌动脉灌注与栓塞治疗的适应证有哪些?

① 晚期乳腺癌的局部治疗或术前辅助降期治疗;

② 复发乳腺癌的局部治疗;

③ 不能承受人剂量全身静脉化疗或局部病灶放疗无效的患者。

## 3. 禁忌证有哪些?

禁忌证有严重凝血机制障碍,对对比剂过敏,严重心、肝、肾等功能障碍,全身衰竭等。

## 4. 治疗流程是怎样的?

(1) 明确诊断和分期　①通过乳腺 X 线和 CT 增强检查,明确肿瘤部位、大小和范围。②通过肿块穿刺活检获得组织学和(或)细胞学诊断。③通过骨扫描、CT 等其他检查明确有无全身转移。

(2) 患者准备　①获得血常规、出凝血时间、肝肾功能、心电图、X 线、CT 等检查结果。②医生会与患者和(或)患者家属说明病情、治疗经过及可能的风险,并签订治疗知情同意书。③听从护士指导,做好床上排便、屏气练习及术前禁食等术前准备。

(3) 器械和药物准备　医生与介入室护士会根据患者具体情况选择导管等材料以及抗过敏药物、化疗药物、栓塞药物等,备好氧气、心电监护仪、急救器材、无菌介入包等。

(4) 操作程序

① 介入室护士将患者接至介入室,摆好体位,上氧及连接心电监护。

② 介入医师常规会阴部消毒、铺巾,常规以股动脉穿刺置入导管,在数字血管减影造影机引导下将导管送至乳腺肿块的供血动脉,当股动脉穿刺困难时医师会选择肱动脉。见图 5-1。

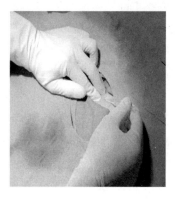 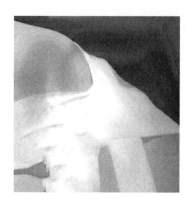

图 5-1　股动脉穿刺介入手术的　　图 5-2　介入手术结束后穿刺点的包扎
　　　　伤口为一个小的针眼

③ 供血动脉的化疗药物灌注：介入医师将药物稀释后经动脉缓慢推注，也可利用动脉泵经导管维持滴注 1～2h。

④ 栓塞肿块供血动脉。

⑤ 治疗结束，拔出导管，局部穿刺点压迫 15～30min，局部给予加压包扎（图 5-2）后，介入室护士将患者送回病房，与病房护士交接。

### 5. 介入治疗的前中后应对有哪些？

（1）术前应对

① 注意平衡饮食，增加蛋白质和维生素摄入。手术前 4h 禁止摄入食物。

② 保持心境平和。学会床上排便，术前一天沐浴，手术前需要将腹股沟及会阴部阴毛剃除，注意勿划伤皮肤，换好病号服，进介入室前排空大小便，等待介入室护士接入。

（2）术中配合　平卧于治疗床上，保持情绪稳定，不要随意移动身体，配合医师操作。如出现呕吐，将头偏向一侧。听从医师指令，做屏气动作。感觉不适及时告知医师。

（3）术后应对

① 为了防止穿刺动脉出血，需卧床休息 24h，床上大小便，穿刺肢体平伸制动、避免弯腿活动 12h，12h 后行床上轻微活动，避免剧烈咳嗽、用力排便等增加腹部压力的动作。肢体制动期间可左右轻微翻身，不移动穿刺点压迫袋，其他肢体可以活动。

② 穿刺处用绷带加压包扎，次日晨由医务人员拆除绷带。观察穿刺部位有无渗血、出血，如有立即报告医务人员再次压迫止血，加压包扎。咳嗽或移动时按压住穿刺部位的压迫袋。

③ 下肢血液循环的观察与护理：注意穿刺侧下肢感觉，有无肢体疼痛、麻木、肿胀感，皮肤颜色改变，肢体发冷等感觉，如有异常立即报告医务人员。

④ 饮食：术后应大量饮水，分次饮入 2000～3000mL 左右温水，促进对比剂和化疗药物排泄，注意观察小便颜色、量，量少或较平时颜色深时应报告护士，如不习惯在床上排便，应及时向护士寻求帮助排出小便，如无恶心呕吐等不适，可少量进食清淡易消化食物。

⑤ 特殊情况指导：如果乳腺肿块较大，介入栓塞后局部组织出现缺血，局部乳腺组织可能会出现坏死液化，肿块变软，如液化组织不能及时吸收会出现皮肤破溃流脓，因此一定要注意乳腺肿块的观察，如果出现伤口溃烂时，要坚持无菌原则，每天更换伤口敷料，保持伤口清洁、干燥。如果伤口有化脓感染，医师会给您使用抗生素，必要时予以伤口引流。自己一定要注意加强营养，以便促进伤口的愈合。

（4）并发症的观察与应对

① 注意双下肢感觉，小便能否排出，如出现双膝关节跳动，突然发作，小幅度、

无痛、不自主的持续跳动 10～30min，应立即报告医务人员。

② 介入治疗后 1 周内患者可有呕吐、发热、胸闷、胸骨后烧灼痛、低热，体温一般不超过 38.5℃，此症状统称为介入栓塞后综合征，医师一般不予药物退热，会根据具体情况使用止呕、镇痛等处理。患者要注意休息，多饮水。症状一般在 1 周内基本缓解。

（5）出院注意事项

① 保持良好的情绪，保证充足的睡眠，这样对疾病的恢复非常有利。

② 术中使用化疗药物患者，术后 3 天复查肝肾功能、血常规，每月乳房自我检查一次。

③ 饮食调理，加强营养，禁油炸、生冷、辛辣等刺激性食物。

④ 如果已经行了乳腺手术切除的患者，仍要坚持做外科护士教授的"乳腺术后有氧康复操"。

⑤ 定期复查，一般术后 1 个月复查一次，半年后改为 3 个月一次，2 年后每半年一次，5 年后每年一次。

## 二、乳腺癌微波消融治疗

1. 乳腺癌微波消融治疗的原理是什么？

微波是一种电磁波，通过微波对生物组织的加热效应，引起肿瘤组织发生变性及凝固性坏死。乳腺癌微波消融治疗是指在 B 超、CT 等影像设备的引导下经皮肤穿刺，微波探针进入肿瘤组织，通过微波加热，使病变区组织局部温度达到 75～100℃。迅速使病变组织发生凝固性坏死，最终形成液化灶或纤维化组织，从而达到局部消除肿瘤组织的目的。

2. 乳腺癌微波消融治疗的适应证有哪些？

① 术前影像学乳腺单发肿瘤直径≤2cm，且病理证实为乳腺癌。
② $T_1N_0M_0$ 期乳腺癌患者或 $T_1N_1M_0$ 期已行腋下淋巴结清扫者。
③ MR 未见沿导管分布癌灶。
④ 肿瘤距胸壁和皮肤＞1cm。
⑤ 新辅助化疗疗效不佳，行姑息减瘤者。
⑥ 不能耐受手术切除或因其他原因拒绝接受手术切除治疗。

3. 禁忌证有哪些？

① 乳腺肿块直径≥5cm 者。
② 乳腺内多发癌性病灶或有远处转移者。

③ 出凝血时间显著异常者。

④ 妊娠者、意识障碍或不能配合治疗者。

⑤ 严重心、肝、肾、肺、脑等主要脏器功能衰竭，不能耐受治疗者。

### 4. 治疗流程是怎样的?

（1）患者准备　①获得血常规、出凝血时间、肝肾功能、乳腺钼靶、心电图等检查结果。②医生会与患者和（或）患者家属说明病情、治疗经过及可能的风险，并签署治疗知情同意书。③听从护士指导，做好禁食等术前准备。

（2）物品准备　微波治疗仪、氧气，无菌手术包、无菌手套，心电监护仪、消毒液、无菌棉签、抢救药物等。

（3）操作程序　①治疗护士将患者接至治疗室，摆好体位，上氧、连接心电监护仪。②在 CT 或 B 超引导下，医师常规消毒、铺巾、局麻、穿刺。③消融治疗。④治疗结束，穿刺点用无菌纱布覆盖，治疗护士将患者送回病房。

### 5. 应对方法有哪些?

（1）术前应对　同前节介入治疗。

（2）术中应对　配合护士取合适体位，不要随意移动身体和双手，配合医生护士上氧、心电监护及其他操作。听从医师指令，做屏气动作。感觉不适可以举手示意医师，避免碰触电极针。

（3）术后护理

① 患者需要绝对卧床休息 12h，可以抬高床头 30°～60°，12h 后取适宜自由体位，病情平稳后应下床活动，以促进血液循环，防止静脉血栓。

② 应观察穿刺部位有无渗血、出血，皮肤有无烫伤。

③ 术后遵医嘱补液。

（4）并发症的观察与应对

① 皮肤烫伤：当病灶在皮肤表层时，因微波的热效应可能会有烫伤，若医生术前评估风险大时会在病灶周边注射生理盐水隔离周围组织，手术后护士也会经常察看穿刺局部的皮肤情况，了解手术的全过程，根据实际情况使用湿润烫伤膏保护皮肤，必要时请伤口造口师会诊协助治疗。

② 局部疼痛：医生会根据您的手术大小及微波消融时间长短在消融治疗时在病灶周边注射利多卡因稀释液或合理使用止痛药物处理疼痛。

③ 发热：多数为反应性低热，多饮水、温水擦浴或酒精擦浴即可。如果出现高热（体温＞39℃）并有感染迹象时可遵医嘱使用抗感染药和解热药物。

④ 气胸：如有胸闷、憋气、疼痛等不适，立即报告医务人员。少量气胸 2～3 天可自行吸收，大量气胸需医师行胸腔闭式引流。

（5）出院注意事项 同前节介入治疗。

### 三、乳腺癌氩氦刀冷冻治疗

1. 乳腺癌氩氦刀冷冻治疗原理是什么？

氩氦刀属于肿瘤微创冷冻治疗范畴，是传统冷冻治疗与现代科技相结合的高科技冷冻治疗手段，温度监测系统精确，安全性高、适应性广、治疗无痛、创伤小，与传统手术相比，大大降低了手术风险和并发症的发生率。

2. 适应证有哪些？

（1）术前影像学乳腺单发肿瘤直径≤2cm，且病理证实为乳腺癌。
（2）$T_1N_0M_0$ 期乳腺癌患者或 $T_1N_1M_0$ 期已行腋下淋巴结清扫者。
（3）MR 未见沿导管分布癌灶。
（4）肿瘤距胸壁和皮肤＞1cm。
（5）新辅助化疗疗效不佳，行姑息减瘤者。
（6）不能耐受手术切除或因其他原因拒绝接受手术切除治疗。

3. 禁忌证有哪些？

（1）乳腺肿块直径≥5cm 者。
（2）乳腺内多发癌性病灶或有远处转移者。
（3）出凝血时间显著异常者。
（4）妊娠者、意识障碍或不能配合治疗者。
（5）严重心、肝、肾、肺、脑等主要脏器功能衰竭，不能耐受治疗者。

4. 治疗流程是怎样的？

（1）患者准备
① 获得血常规、出凝血时间、肝肾功能、乳腺钼靶、心电图等检查结果。
② 医生会与患者和（或）患者家属说明病情、治疗经过及可能的风险，并签署治疗知情同意书。
③ 听从护士指导，做好禁食等术前准备。
（2）物品准备 氩氦刀仪、氩气、氦气、氧气、无菌手术包、无菌手套、心电监护仪、消毒液、无菌棉签、抢救药物等。
（3）操作程序
① 治疗护士将患者接至治疗室，摆好体位，上氧并连接心电监护仪。
② 在 CT 或 B 超引导下，医师常规消毒、铺巾、局麻、穿刺。

③ 冷冻消融治疗。

④ 治疗结束，针道充填吸收性明胶海绵或止血绫，穿刺点用无菌纱布覆盖，治疗护士将患者送回病房。

5. 应对方法有哪些？

（1）术前应对　同微波消融。

（2）术中配合　同微波消融。

（3）术后应对　注意保暖，回病房途中加盖毛毯保暖，保持病房温度在22～24℃。其余同微波消融。

（4）并发症的观察与护理

① 皮肤冻伤　术前评估进针深度，进针太浅时，在冷冻前手术护士会使用无菌手套装温水放于穿刺针周边保护局部皮肤，手术后回病房，注意保暖，使局部皮温恢复正常，护士会根据局部皮肤冷冻情况使用湿润烫伤膏保护。必要时请伤口造口师会诊协助治疗。

② 术后第二天可有寒战、高热现象，体温一般在37.8～38.5℃，最高达39℃，这是因为手术创伤和术中冷热刺激以及肿瘤组织坏死产生肿瘤坏死因子所致，发热程度及持续时间与冷冻坏死的范围有关，如出汗多应及时更换被服，注意保暖。

③ 术后当日即术后第一天可出现疼痛，一般持续1～3天后逐渐减轻，可采取听音乐等方式转移注意力，疼痛难忍者医师会使用镇痛药物。

④ 一般术后4～8h可发生恶心呕吐反应，24h可缓解或消失，保持口腔清洁，及时漱口，不要过于紧张。

⑤ 注意小便颜色，可在治疗后1～3天出现酱油色尿，多饮水，注意观察小便颜色及量。

⑥ 其他参见微波消融应对。

（5）出院注意事项　同微波消融。


# 第四节　乳腺癌患者的中医调理


乳腺癌在中医学属"乳癖"范畴，认为乳头属肝、乳房属胃，脾胃相连，其发病机制因为忧思恚怒致肝郁气滞，肝脾两伤。乳腺癌的中医治疗早期以攻为主，中期攻补兼施，晚期以补为主，疏理肝气、健脾补肾、调理冲任、清热散结。现代医学治疗的不同阶段、不同时期都可以采取多学科综合治疗模式，有计划、合理地应用中医药及中医特色技术减轻抗肿瘤治疗的不良反应、控制肿瘤的生长、提高治愈率、改善患者生活质量、延长生存时间。

## 一、煎服中药指导

将一服中药放入陶罐或砂罐，加水至没过药面一手背高，浸泡 30～60min，待药物略微泡发后开始煎药，第一遍大火烧开转小火煎煮 40～50min，把煎好的药汁倒出来（先不喝），然后将药渣继续加水至没过药面而不高于药面，第二遍大火烧开转小火继续慢煮 15min，将两次药液混合到一起分三餐饭后半小时服用。

服药时一般少食豆类、浓茶、生冷及不易消化的食物。热性疾病时禁用或少食烟酒、辣味、鱼类、狗羊肉等食物；服温补药应少食萝卜少饮茶。有些与药物相悖者可削弱药物的疗效，如：人参禁食萝卜，白术忌食桃子、李子、大蒜，蜂蜜忌食葱、黄连、桔梗，乌梅忌猪肉、铁屑、土茯苓，使君子忌食茶。

## 二、中医特色技术的运用

中医技术具体手段有耳针、隔姜灸、穴位注射、穴位贴敷、刮痧治疗、熏洗、坐药、灌肠、穴位按摩、中医定向透药等方法。这些中医技术使用灵活，可单用药物或非药物治疗或两者结合，也可以多种方法结合使用。中医技术中的穴位按摩、艾灸、中药外敷在乳腺癌的治疗中起到一定的调理作用。

穴位按摩：乳腺癌患者手术后常会因为气血失调、脏腑虚弱等导致人体气机紊乱而发生睡眠障碍，所以这个时候我们可以通过穴位按摩来改善睡眠质量。方法：睡觉之前可以依次取太阳、印堂、百会、四神聪、神门、足三里等穴位，按、拿、揉 15min，这种方法可以很好地帮助我们更快地进入睡眠状态，并且提高睡眠质量。

隔姜灸：乳腺癌患者大部分都要接受化疗，化疗期间会有一系列的副反应出现，艾灸是可以护脾胃、减缓化疗后消化道反应，预防化疗后静脉炎的发生，还可以提高患者对化疗的耐受性。方法：取穴位双内关、双足三里，然后应用生姜汁浸湿在纱布贴敷于穴位上，用艾炷灸于穴位上，每次约 30min。这种方法可以调理脾胃，降逆止呕，减缓化疗后的消化道反应。

## 三、养身功锻炼

养身功锻炼是一种可以增强身体免疫力，对促进疾病康复有一定作用的一种运动锻炼。它的种类有太极拳、五禽戏、八段锦等。太极拳动作柔和、速度较慢、拳式简易易学，可以有效地改善骨质疏松、肥胖等放化疗后症状，可以起到预防癌症复发的作用。五禽戏主要是模仿虎、鹿、熊、猿、鸟（鹤）五种动物的动作，以保健强身的一种气功功法，长期进行五禽戏练习，可以舒通经络、调畅气血、改善脏腑功能，提高抗病能力及生活质量。八段锦是一种有氧运动，而有氧运动能够改善因治疗而引起的紧张及痛苦的一系列主观感受，如虚弱、活动无耐力、注意力不集中等。同时八段锦还具有润滑关节、调节脾胃、改善心肺功能及心理情绪的作用，能有效对抗放化疗对心肺系统的影响。所以在进行养身功锻炼时，一定要全身放松，心静神凝，让大脑得到放松休息。练功时，可以自然地加深呼吸，尤其是腹式深呼吸。这样可以加强身体的功能活动，促进新陈代谢，有利于疾病的康复。

## 四、情志调理

中医认为乳腺癌发病是因郁怒伤肝、思虑伤脾以致气滞痰凝而成，或冲任二脉失调、气血不畅等所致气滞血瘀、蕴结乳中而生，因此保持心态平和、情绪稳定就显得尤为重要，切勿大怒大悲。家属平日要多与患者交流沟通，陪在身边做一些功能性锻炼、瑜伽等，听一些放松心情的音乐，达到心情舒畅的目的。

第六章

# 乳腺癌的放射治疗

放射治疗简称为放疗，是治疗恶性肿瘤的主要手段之一。放射治疗是利用各种放射线，如光子类的 X 线、γ射线以及粒子类的电子束、中子束等抑制或是通过电离辐射对细胞、组织或器官的作用，直接或间接地破坏和阻止细胞分裂。

## 第一节　了解放疗

放疗是高科技装备的临床应用。放射治疗的目的是最大限度地将放射剂量集中到癌块区（靶区）内，杀灭肿瘤细胞，而周围正常组织或器官少受或免受不必要的照射，一些重要组织和器官如脑干、晶状体、脊髓、肾、性腺等，需要特别保护。因此，最大限度地保护正常器官及其功能是放射治疗的最高原则。

### 一、乳腺癌放疗的作用

#### 1. 控制癌症

放射治疗可以使乳腺癌细胞缩小或停止扩散，使乳腺癌病灶局部得到控制。

#### 2. 缓解乳腺癌患者症状

一旦乳腺癌进展，控制癌症已不可能。放射治疗可以用来缓解癌症的症状，使患者某些不适感减轻。譬如，放射治疗可以使肿块缩小，可以减轻症状，这称为姑息疗法，其目的不再是治愈癌症而是减轻症状。

#### 3. 辅助乳腺癌治疗

放射治疗可能是主要的疗法，也可能是配合其他疗法的辅助疗法。辅助疗法可能用于主要疗法之前或之后，譬如乳腺癌患者外科手术前先用放疗缩小肿瘤，以帮助手术更易于切除。也可能在外科手术后再使用放疗，以彻底消灭残留的癌细胞。有时，放疗与化疗同时使用，不同的方案可能稍有差异。

## 二、乳腺癌放疗的适应证

### 1. 乳腺癌全乳切除术后放疗适应证

全乳切除术后放疗可以使腋窝淋巴结阳性的患者 5 年局部-区域复发率降低到原来的 1/4～1/3。全乳切除术后，具有下列预后因素之一，则符合高危复发，具有术后放疗指征，该放疗指征与全乳切除的具体手术方式无关。

① 原发肿瘤最大直径≥5cm，或肿瘤侵及乳房皮肤、胸壁。

② 腋窝淋巴结转移≥4 枚。

③ 淋巴结转移 1～3 枚的 $T_1$～$T_2$ 期，现有证据支持术后放疗可降低局部复发率、任何部位的复发及乳腺癌相关死亡，然而对低危亚组需权衡放疗获益和风险。

④ $T_1$～$T_2$ 期乳腺单纯切除联合 SLNB，如 SLN 阳性，在不考虑后续腋窝清扫时，推荐术后放疗；如不考虑放疗，则推荐进一步腋窝清扫。

### 2. 乳腺癌新辅助治疗、改良根治术后放疗

放疗指征主要综合参考新辅助治疗前的初始分期和新辅助化疗及术后病理学改变的情况，新辅助治疗前初始分期为Ⅲ期及新辅助治疗前后明确淋巴结持续阳性的患者，推荐术后放疗。对于初始腋下淋巴结临床或病理学穿刺活检阳性患者，如腋下淋巴结在新辅助治疗后达到病理完全缓解，目前仍可推荐术后放疗。对于初始分期Ⅰ期、Ⅱ期治疗前腋下淋巴结临床及病理学检查评估为阴性，治疗后术后淋巴结阴性患者目前不推荐术后辅助放疗。

对于有辅助化疗指征的患者，术后放疗推荐在完成辅助化疗后进行；如果无辅助化疗指征，在切口愈合良好、上肢功能恢复的前提下，术后放疗建议在术后 8 周内尽早开始。与靶向治疗和内分泌治疗的时间配合，同保乳治疗或无新辅助化疗的改良根治术后放疗。

### 3. 乳房重建术与术后放疗

原则上无论采用哪种手术方式，乳房重建患者的术后放疗指征和靶区都同于非同期重建的乳房切除术后患者。无论是自体组织或假体重建术，都不是放疗的禁忌证。采用自体皮瓣重建术后放疗后的重建失败率小于 3%，因此术后放疗可安全地应用于自体皮瓣重建术后的患者。当采用假体重建时，由于放疗以后组织的血供和顺应性下降，总的放疗后假体植入取出率约为 10%。采用扩张器-永久性假体二步法重建的患者，扩张器替换成永久性假体可以在术后放疗之前或之后。

### 三、放射治疗的流程

放射治疗是一个复杂的系统工程，需要医师、物理师、技师三者相互协调、有机配合才能准确完成，放疗准备工作一般需要 1 周，才能保证患者的高质量放疗。

**1. 每次放疗的时长是多少？**

放射治疗本身毫无痛苦，时间短可至几秒，长则几分钟。当治疗部位确定后，患者会单独留在房内几分钟，如有需要，可通过对讲机与放射治疗技师对话。医务人员会从闭路电视或玻璃窗小心观察情况，若需要帮忙亦可举手示意。

**2. 为什么放射治疗时体位固定很重要？**

由医师、物理师和技师根据患者具体情况选择和制作固定模具。在放疗技术日益"高、精、尖"发展的今天，首要条件是要有可靠的体位固定以保证每次放疗时良好的体位重复性，并尽量使患者感觉舒适，减少体位变动误差对精确放疗的影响，确保疗效，不伤及正常组织。一般情况下，胸腹部肿瘤患者选择真空垫或体膜固定等。

**3. 医生是怎样确定放疗靶区的？**

① CT、MRI 或 PET/CT 扫描完成后，即将影像数据传输至 TPS 计划系统，由物理师进行初步的影像数据处理。由医师勾画放疗靶区和要保护的重要器官组织轮廓图，治疗区域必须充分覆盖全部治疗范围，并对靶区边缘校正。

② 充分利用治疗辅助材料，使靶区得到足够的剂量并均匀分布，同时保护正常组织。

**4. 放疗过程**

大多数的放射治疗仪器会围绕身体旋转，从多个不同角度进行治疗。这些仪器加上它们所发出的声音，起初可能令人烦躁不安。某些放射治疗室会让患者在接受治疗时听音乐，有助于松弛神经。

治疗进行期间，放射治疗技师可能需要进入治疗室，稍稍转换位置；基于不同的原因，也可能需要轻微改动治疗计划。放射治疗师会简介治疗过程，并请患者放松身体，躺在治疗床上依照指示摆放正确的治疗位置。确保治疗位置连贯一致是非常重要的，因此每次治疗前一般都要花数分钟调整好位置。患者如有需要或在疗程期间感到不适可举手示意，也可直接和放射治疗师对话。

**5. 放射治疗时的挡块是怎么回事？**

铅挡块既往用于遮挡住要保护的重要器官组织免受照射。在精确放疗的今天，直线加速器一般配有多叶光栅（MLC），通过光栅的运动来达到照射野所要求的形状，而代替铅挡块。特别是适形调强放疗（IMRT），放疗时照射野形状是不断变化的，多叶光栅运动满足这一要求，而铅挡块不能。

### 6. 放射治疗的分类有哪些？

放射治疗分为体外和体内两种形式。体外放射就是仪器位于人体外，直接把高能量射线照在肿瘤部位，大多数患者在医院接受的都是体外放射。体内放射是将放射源密封植入肿瘤里或靠近肿瘤。

## 四、同期放化疗的目的及药物种类

### 1. 放化疗同步的目的有哪些？

① 使用化疗药物后，可以使肿瘤细胞的增殖周期发生改变，转入对放疗更敏感的时期，从而增加放疗的敏感性。

② 化疗药物可以干扰放疗所致的肿瘤细胞损伤 DNA 的修复，从而增加放疗的肿瘤杀灭作用。化疗药物有直接杀灭肿瘤细胞的作用。

### 2. 常见同期放化疗药物有哪些？

肿瘤化疗药不断更新，医生会帮助选择合适的化疗药及方案。目前常见的单药有铂类如顺铂（DDP）、奈达铂、环磷酰胺（CTX）、紫杉醇、多西他赛，或者联合使用如 TP 方案（紫杉醇+顺铂）、TPF 方案（紫杉醇+顺铂+氟尿嘧啶）等。

## 五、乳腺癌患者放射治疗准备及应对技巧

### 1. 放疗前的准备有哪些？

放疗前的准备工作包括患者的生理及心理准备。在签署治疗同意书前，如果仍有疑问，必须仔细咨询医务人员。接受放射治疗的过程中，患者也可随时咨询。进行放射治疗前，宜告诉医生正服用的中西药、营养补充剂或其他治疗等，让医生衡量是否与治疗有冲突并给予意见。

（1）全程心理支持　放疗有一定的不良反应，而同期放化疗患者不良反应会相对比较严重，此时患者的心理可能出现波动，在放疗早、中、晚期，患者要了解相应的疾病知识和应对方法。患者应该与医务人员、家属、朋友等沟通聊天，必要时咨询师进行探访和治疗。

（2）调整患者的身体状况及营养状况　放疗开始前即进高蛋白、高维生素饮食，

以增强体质。一般情况较差者应设法调整，如纠正贫血、脱水以及水、电解质紊乱等，并应做肝、肾功能及血常规等检查。医生会依据患者的不适给予止吐、护胃、护肝、升血象等治疗，维持机体功能。

（3）伤口护理　乳腺癌患者如有切口，应在放射治疗前将切口妥善处理，尤其是接近软骨及骨组织的切口，必须在其愈合后方可进行放疗，以防出现放射性骨炎或骨坏死。其他部位切口除非特殊急需外，一般也应待切口愈合后再进行放疗为宜。

（4）确定放疗位置　放疗前医师会精确定照射部位，并画上红色标记线作为放射治疗标记。注意不能随意清除。

（5）摘除金属物质　放疗过程中，金属物质可形成次级电子，使其邻近组织受量增加，出现溃疡且不易愈合。所以接受头颈部放疗的患者在放疗前应摘除金属牙套，气管切开的患者将金属套换成塑料管套或硅胶管，避免造成损伤。

（6）其他　一般情况较差者应尽快调整，如纠正贫血、脱水、电解质紊乱。血象低时给予升血象治疗。有感染时需先控制感染后再行治疗。

### 2. 乳腺癌患者放疗期间的应对有哪些？

放射治疗期间，通常可正常生活，但最好每天留意身体反应。如反应加剧或有任何异常状况，应立即通知医生，考虑是否需要调整剂量或治疗方法。

（1）照射野皮肤的应对　放疗过程中，根据所用放射源、照射面积及部位会出现不同的皮肤反应。选用全棉柔软内衣，避免粗糙衣物摩擦照射野。可用温水和柔软毛巾轻轻沾洗照射野，局部禁用肥皂擦洗或热水浸浴，局部皮肤禁用碘酒、酒精等刺激性消毒剂，避免冷热刺激如热敷、冰袋等，照射区禁止剃毛发，如需剃毛发宜用电动剃须刀，防止损伤皮肤造成感染，照射区皮肤禁做注射点，外出时防止日光直射，应予遮挡局部皮肤，不要挠抓，皮肤脱屑时切忌用手撕剥，多汗区皮肤如腋窝处保持清洁干燥。

（2）营养和饮食应对　放疗期间患者应积极进食，进清淡、易消化饮食。在食品的调配上，注意色、香、味，少量多餐，饭前疼痛严重者，进食前遵医嘱可用2%普鲁卡因或1%丁卡因（的卡因）含服，以缓解疼痛。并创造一个舒适的进食环境。患者及家属应了解营养知识，鼓励家属送一些可口的食品，为患者提供丰富的营养。严重腹泻时，要暂停治疗并给肠内营养粉剂或完全胃肠外营养。尽可能控制体重下降小于5kg，可以参考营养章节。

放疗期间鼓励患者多饮水，每日3000mL，以增加尿量，使因放疗所致大量肿瘤细胞破裂、死亡而释放的有害物质排出体外以减轻全身放疗反应。

（3）密切观察、定期检查血象变化　放疗期间患者常有白细胞下降、血小板减少，对机体免疫功能造成一定影响，因此应密切观察血象变化并注意有无发热现象，一般体温超过38℃应暂停治疗，并接受相应处理，预防继发性感染发生。常规每周检查血象1～2次，如果发现白细胞及血小板有降低情况或出现血象骤降，应及时通知医生，并禁用对血象有影响的药物。

（4）进放射治疗室不能带入金属物品如手表、钢笔等。

（5）如有全身或局部反应宜及时报告医师处理。

### 3. 放疗后的应对有哪些？

① 放疗结束后，应做一次全面体格检查及肝肾功能检查。

② 照射野皮肤仍需保护至少 1 个月。因照射区皮肤在多年以后仍可发生放射性溃疡，故应一直注意放射区皮肤的保护，避免摩擦和强烈的理化刺激。同时摄取均衡营养以补充体力。随时观察局部及全身反应消退情况。

③ 加强照射区的功能锻炼。

④ 患者应了解局部或全身仍可能出现后期的放射反应，以免患者届时惊慌。假如完成治疗后出现异常状况，如疼痛、发热、呕吐、腹泻或流血，请尽快通知医生，切勿拖延。

⑤ 口腔受照射后 3～4 年内不能拔牙，特别是当出现放射性龋齿所致的牙齿颈部断裂时，牙根也不能拔除，平时可用含氟类牙膏预防，出现炎症时予以止痛消炎。

⑥ 按时复查：一般放疗后 1 月应随诊检查一次，以后每 3 个月一次，1 年后可半年一次。放疗结束后一般至少休息 2～3 个月。

⑦ 别忘记复查是提出疑问或忧虑的好机会，不妨在见医生前写下所有疑问，向医生问清楚。

癌细胞被放射线破坏而无法增生后，通常过一段时间才会死亡，因此接受放射治疗初期，肿瘤仍然有机会增大，待完成疗程后才会逐步缩小，患者及家属应提前了解这一情况。

# 第二节　常用肿瘤放射治疗技术

## 一、常规放疗技术

采用二维模拟定位拍片，勾画出肿瘤照射范围，设计和制作个体化低熔点铅挡块，再将铅挡块置于直线加速器的托盘上而实施照射。其优点是简单、快捷和便宜，缺点是过多正常组织受到照射，而且肿瘤照射剂量相对欠精确。

## 二、三维适形放疗技术

采用 CT 模拟定位扫描，将扫描图像传送到放射物理部的三维治疗计划系统，放疗医师逐层勾画 CT 各层面肿瘤的边界范围以及各相关正常组织结构，并给出肿瘤区域的照射剂量以及正常组织和器官不能超过的剂量。物理师再根据放疗医师的要求从空间各个方向设置最佳照射野的方向，以便尽最大可能将射线投照到肿瘤，而尽可能避开重要正常脏器。此技术的优点是肿瘤得到相对较高剂量照射的同时，更好地保护了正常组织和器官，且肿瘤和正常组织照射剂量相对精确，但医生和物理师用于制定放疗计划的时间要长些，且放疗费用也相对高些。此方法适用于所有放疗患者。

### 三、调强放射治疗技术

调强放疗（IMRT）是三维适形放疗的更高层次放疗技术，其基本准备程序相同，其不同之点是医生需要更详细的定义肿瘤必须给予的和正常组织器官能够耐受的体积与剂量关系，物理师通过电脑软件技术尽可能地达到医师设置的要求。由于技术相对更复杂，医师和物理师需要花费更多时间来反复调试放疗计划，通常需要 1～2 周才能完成调强放疗计划，剂量分布通常较三维适形放疗更精确合理，对正常组织的保护也要更好，但费用也要高些。对头颈肿瘤及结构复杂部位的肿瘤，调强放疗更有优势。

### 四、功能分子生物靶区指引下调强放疗技术

功能分子生物靶区（PET-CT）是目前世界上最先进的影像诊断技术，不光能显示解剖结构，而且能够将肿瘤和正常组织细胞的代谢过程以影像方式直观显示。该显像技术与现代调强放疗技术的联合运用，不光使得肿瘤范围能够更精准显示，而且能显示肿瘤代谢活跃区域，有利于进一步提高肿瘤放疗照射剂量，进一步减少正常组织和器官的放疗损伤。

### 五、立体定向大分割放疗技术

立体定向大分割放疗技术俗称"体部刀""X 线刀"或"γ刀"技术，该技术是在三维适形放疗和调强放疗技术的基础上，一次或数次将放疗剂量给予肿瘤区域，从而达到短时间内最大效能地杀灭肿瘤细胞。该技术要求体位固定和定位极其精准，仅适用于单个或数个肿瘤直径小于 5cm 的肿瘤，主要适用于脑部、肺部和肝脏的原发或转移小肿瘤治疗。

### 六、腔内放疗技术和粒子植入技术

这是将微小放射源通过导管放置于肿瘤周边或通过手术植入肿瘤内而实施的近距离照射。优点是对正常组织放射损伤小。缺点是对于肿瘤体积过大或腔道无法到达的肿瘤部位，肿瘤放疗剂量分布欠理想。目前此方法主要用于宫颈癌、子宫内膜癌、表浅鼻咽黏膜癌后程推量，以及胰腺癌、直肠癌手术中埋植放射性粒子。

### 七、螺旋断层放射治疗

#### 1. 什么是螺旋断层放射治疗（TOMO刀）？

TOMO 刀是目前世界上唯一采用螺旋 CT 扫描方式治疗癌症的放射治疗设备（图 6-1）。简单地说，就是在螺旋 CT 机上，将 6mV 的直线加速器集成在 CT 机架里，产生的兆伏级 X 线，既可用于像螺旋 CT 一样扫描，也可以用来进行放射治疗的设备。

TOMO 刀的治疗原理：在患者随治疗床移动的同时，加速器治疗机头围绕患者 360°旋转，以特定层厚（1.0cm、2.5cm、5.0cm）对肿瘤实施螺旋断层扫描照射治疗。连续的螺旋照射方式可有效地避免肿瘤治疗区域中的剂量"冷点（剂量不足）"或"热点（剂量过高）"。

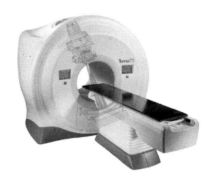

图 6-1　TOMO 刀

#### 2. 与传统放疗技术相比，TOMO刀有哪些优点？

（1）高度适形的肿瘤剂量分布　相比常规放疗和常规调强放射治疗，TOMO 刀能够产生临床上要求更复杂的剂量分布，更容易实现放射治疗理想剂量分布的要求"剂量雕刻"，即可以同时实现肿瘤靶区适形度和均匀度都高得多的剂量分布。在同样的放疗剂量下，其并发症发生率较传统放疗要低很多，患者对治疗的耐受性会更好。

（2）精确的图像引导治疗　传统加速器是通过加装成像设备（例如锥形束 CT、CBCT）来实现图像引导功能，这就有可能存在 CBCT 影像的等中心与治疗等中心不一致的问题。TOMO 刀是在螺旋 CT 机上，将 6mV 的直线加速器集成在 CT 机架里，成像源和治疗源完全相同。因此，可以完全避免上述问题，实现精确的图像引导治疗。最高精度可达到 0.1mm，能与手术刀媲美，且无创伤。

此外，TOMO 刀每次 mVCT 扫描的剂量较低，约 1cGy。在每次进行图像引导扫描获得精确治疗的同时不会额外增加患者剂量照射风险。

（3）多个病灶，一次照射，治疗范围广　TOMO 刀一次摆位治疗的范围可以达到 160cm×40cm（长×宽），而传统加速器最大照射野一般限制在 40cm×40cm。因此，TOMO 刀在临床治疗上突破了传统加速器的诸多限制，可以实现多个病灶同时照射，无缝衔接。

#### 3. TOMO刀的适应证

TOMO 刀适应证比较广泛，很多肿瘤都可以考虑做这类治疗，从头部肿瘤到身体各部位的肿瘤 TOMO 刀治疗效果理想。

# 第三节　乳腺癌患者应对放疗不良反应

放射治疗不良反应有可能在开始放射治疗后数周、数月或数年后出现，常见不良反应包括疲倦体弱、血细胞数量偏低、皮肤敏感、恶心呕吐和腹泻便秘等，其轻重程度及出现的时期根据癌症的种类、位置、分期、放射治疗方式、放射剂量、患者治疗前的状态、是否同时接受其他治疗如手术、化学治疗等而定。不良反应一般在完成疗程几个月至 1 年后会逐渐消退，期间可用医生配方的药物、调整饮食和个人卫生来缓解反应。

## 一、疲劳

为常见不良反应。身体需要许多能量来修复受损的正常细胞，加上患者每天接受治疗的往来劳顿，容易出现疲劳。多数表现虚弱、懒散、精力不集中、沮丧等，特点是发生快、程度重、持续时间长、休息后不能缓解等，严重影响患者的生存质量，随着放疗次数的增加，尤其是疗程接近结束的时候，疲乏感显著加强，有时会持续到放疗结束的几周之后。

疲倦感一般在放射治疗开始后的 2～3 周出现，完成治疗数周后会逐渐消失。

疲劳的应对方法有哪些？

① 一般无须用药，患者只需尽量减少工作量、多休息、补充营养等。如果睡眠不好，应咨询医生是否可以服用安眠药。

② 预防：保持良好的心态、稳定的情绪，注重患者的饮食、生活、情志等方面的调理，树立战胜疾病的信心和力量。

③ 适当安排工作和生活，充分休息，节省精力，量力而为，不时小睡。

④ 营养充足，多饮水。避免喝含酒精的饮料。减少饮用含咖啡因和碳酸的饮品，如茶、咖啡和汽水。咖啡因致肾上腺素上升，有短暂提神作用；但习惯饮用后，肾上腺的腺体经常受咖啡因刺激，使身体无法充分休息，容易疲累。

⑤ 散步或做轻松的运动。

⑥ 请他人帮忙分担完成一些事务。

## 二、影响造血功能

放射治疗可能会影响造血功能。患者在治疗期间需要定期验血，检查血细胞数目。血象降低会使人觉得疲倦和劳累；白细胞偏低容易感染，血小板降低时凝血功能降低等。

应对方法参见第三章第四节。

### 三、放疗皮肤损伤

放射治疗开始后3~4周，有可能出现皮肤刺激症状。每个人的反应都不一样，程度根据治疗部位和个人皮肤状况而定，只要进行适当护理，便可加快恢复。

1. 放疗皮肤损伤表现有哪些？

主要表现为上皮的生发层和皮下血管的变化，而血管损伤、微循环障碍则会引起组织细胞变性坏死，造成乳腺纤维化。放射线照射部位的皮肤可能会感到干燥或发痒，部分人的皮肤会发红，从外表上看与晒伤类似，这些反应会在放射治疗停止后随着时间的推移逐渐消失。严重者表现为照射部位的皮肤出现红斑、烧灼感和刺痒感，皮肤脱皮、糜烂、渗出。

2. 放疗皮肤损伤原因及预防有哪些？

放射性皮损的发生除了与局部皮肤的解剖结构有关外，还与照射总剂量、分割剂量、总疗程时间、射线种类、外界气候条件及患者的自我保护等因素有关。

如有刺激症状情况出现，需避免浸浴过久，也不要摩擦治疗部位，否则会使刺激症状更加严重。医生会因个体情况为患者提供护理建议。如皮肤上的放射治疗记号褪色，切勿自行填补，应通知医生。疗程结束后2~4周，皮肤反应会逐渐消失。但接受放射治疗后，皮肤会变得脆弱，容易损伤。

3. 皮肤损伤应对方法有哪些？

① 放疗期间不能穿胸罩，如有需要请选择大一号且无钢圈的胸罩。不可搔抓放疗部位皮肤，穿衣以宽松、纯棉质地为主。避免紧领衣服及戴领带，避免在治疗部位穿戴紧身衣服。照射局部皮肤保持清洁干燥。照射野标记要清晰可见，模糊不清时应由医生重新标记，切不可自己涂画。

② 进入放射治疗室不能戴或带金属物品，如手表、钢笔、项链、耳环、义齿、钥匙等，以免增加射线吸收，加重皮肤损伤。

③ 切勿自行敷药或涂抹润肤霜。

④ 暂停使用香皂、爽身粉、止汗剂、润肤露、香水以及所有含芳香剂的用品。放疗期间可以应用放射性皮肤保护剂，放疗结束后1个月内也需要注意保护放疗部位皮肤，不可用过热的水洗澡。

⑤ 男性应以电动刮胡刀代替剃须刀。

⑥ 由于放疗部位对阳光照射十分敏感，外出时应穿长袖衫，戴围巾、帽子并备伞，避免阳光直接照射或受冷风吹。

⑦ 一般放疗结束以后，皮肤会有红肿乃至脱皮，所以一般1个月以内可愈，期间尽量不要泡水。1个月以后等皮肤脱皮好转以后可以泡水，但是最好根据自己皮肤康复情况，有些人皮肤比较嫩，康复慢，就应再过1个月再泡澡或下水游泳。

## 四、发热

指患者体温超过37.5℃。原因有放疗本身造成的组织损伤，尤其是肿瘤组织坏死吸收；血象下降、免疫功能减退也易合并病毒或细菌感染而引起发热；联合化疗或其他免疫增强药等可使发热加重。因此出现发热时，应首先明确原因，以便正确处理。

发热的应对方法有哪些？

① 低于38℃的发热，可不用退热药物，多饮温开水，注意休息，促进排汗、排尿，多能耐受并稳定至正常。

② 如体温超过38℃，引起明显头痛或全身不适，应使用退热药物如布洛芬等，待进一步明确发热原因后再做相应处理。

③ 如体温持续升高达38.5℃以上，应暂停放疗，稳定病情，遵医嘱静脉输液给予支持，必要时应用抗生素、维生素及适量肾上腺皮质激素。

④ 给予清淡、易消化饮食。加强口腔护理，保持口腔清洁。

## 五、胃肠道不适

放化疗同步可能出现胃肠道不适，包括食欲缺乏、恶心、呕吐、腹泻等。患者可请医生处方高热量营养饮品；如难以吞咽，医生会将一条较细柔软的鼻胃管通过鼻插入胃部，直接把液体食物输送到胃里；对于长期不能经口进食的患者，另一个输送液体食物的方法是使用胃造口管穿过腹部到达胃部，直接吸收营养，帮助患者摄取足够营养以保持体力。

应对方法有哪些？

① 如食欲缺乏时，可少量多餐，并以辅食为主，或每餐之间喝一次营养补充品。

② 随身携带零食。

③ 煲汤、煮粥或麦片时，以全脂奶代替水。

④ 用高蛋白奶代替水，烹煮布丁、炖蛋及各种甜品。

⑤ 在饮料和果汁中加糖、糖浆、蜜糖或葡萄糖。

其他参见第十章、第十五章有关内容。

## 六、伤口问题

放疗会造成局部组织水肿，小血管内膜增厚，远期造成纤维化，伤口逾期或难愈合。伤口护理方法有哪些？

① 预防：术后刀口未愈合的情况下不建议做放疗。如果刀口愈合好，拆线后行术后放疗是比较安全的，一般术后15～30天即可行术后放疗。如有切口，医师会在放射治疗前将切口妥善处理，尤其是接近软骨及骨组织的切口，必须待其愈合后方可进行放疗，以防出现放射性骨炎或骨坏死。如全身或局部有感染情况，需先控制感染后再行放疗。

② 遵医嘱伤口要按时处理，预防出现感染，另外可以进行烤灯照射、局部理疗，有助于促进伤口愈合。

③ 加强营养，补充富含维生素K、高蛋白的食物。

④ 保持周围环境空气新鲜，必要时室内消毒。适当参加户外活动，提高机体免疫力。

## 七、放射性心血管损伤

指放疗后产生的心肌、冠状血管、心脏传导系统等组织结构的损伤。在乳腺癌放疗时可能并发心脏损伤，但临床很少见。

### 1. 放射性心血管损伤的表现怎样？

最显著特征是心包积液。急性期表现为发热、胸闷、胸痛、心包摩擦音、心电图异常。慢性期表现为缩窄性心包炎表现，常有呼吸困难、干咳、颈静脉压升高、肝大或周围性水肿、心电图肢导联电压下降，有些患者临床症状虽不明显，但心电图检查可见异常。

### 2. 应对方法有哪些？

放疗期间需要注意有无突发的心慌、胸闷、心前区的疼痛等，有不适症状需要及时报告医生，主要是对症性支持疗法。

## 八、放射性肺损伤

### 1. 放射性肺损伤的表现怎么样？

乳腺癌放疗时针对患侧胸部进行放射，对肺有轻微的损伤，一般经慢慢调理会完全康复。极少患者会出现偶尔的咳嗽，都是正常的，一般都是干咳，有少量的痰，没有体温升高。如果出现体温升高要及时请放疗科和呼吸科会诊。

放射性肺损伤包括急性放射性肺炎和放射性肺纤维化。表现为干咳、轻微或严重的呼吸困难、低热等，严重者会出现呼吸功能不全，影像学表现为肺部出现与放射野一致的片状模糊阴影，不受肺叶、肺段限制。慢性期出现纤维条索影或局部胸膜增厚。

### 2. 放射性肺损伤的原因怎样？

发生的相关因素不仅包括遗传因素，患者年龄、性别、肺功能、吸烟状态等个体因素，还包括肿瘤分期、是否伴有合并症等肿瘤因素，以及肿瘤的综合治疗模式和放疗过程中剂量-体积因素。一般有慢性肺病的患者放射性肺炎发生概率相对较高，放疗时更需要注意。

### 3. 怎样应对？

① 加强呼吸功能锻炼，保持室内空气清新，注意体温变化，避免受凉感冒。

② 急性损伤：一般在放疗期间发生，比如突发的咳嗽、胸闷等症状；放疗结束后也会有放射性肺损伤，如放疗结束后的 3～4 个月内出现咳嗽、咳痰、胸闷等症状时需要注意是否出现放射性肺炎，需做胸部 CT。

③ 放射性肺炎时需要住院治疗，遵医嘱应用激素、抗生素、吸氧等治疗。

#### 专家提示

放射治疗是给一定的肿瘤体积准确的、均匀的剂量，而周围正常组织剂量很小，因此在正常组织损伤很小的情况下根治了恶性肿瘤，这样既保证了患者的生存质量又保证了患者的生活质量。在治疗过程中或治疗后发生一些放射治疗不良反应是不可避免的，但应控制在可接受的限度内。通过客观评估，及时采取有效措施，能缓解不良反应，减轻患者痛苦，增强治疗效果。

## 九、上肢淋巴水肿

乳腺癌患者由于手术或肿瘤压迫常出现上肢外观异常伴上肢肿胀、功能障碍。应对方法见第八章。

## 十、喉咙、吞咽的不适

有些乳腺癌患者接受内乳区域放疗，可能食管接收了少部分射线，出现喉咙、吞咽的不适，一般 1~2 个月就会慢慢好转，无需紧张。

### 十一、放疗的长期不良反应

放射治疗后遗症的风险根据癌症肿块、分期、患者体质及放射部位而定。随着医疗技术的发展，癌症患者的存活率不断提升。为了提高生活质量应及早向主治医生了解长期不良反应的风险及处理方法，常见长期不良反应如下。

① 牙龈发炎及龋齿。皮肤硬化或色素沉着。淋巴水肿。骨质疏松，易出现骨折。

② 组织纤维化、硬化或收缩，根据治疗范围而定，可出现在肺、乳房、皮下等。

③ 耳鸣、慢性中耳炎及听觉减弱，甚至失聪。

### 十二、放射治疗前常见的疑问

将所有的疑问列出清单后一并咨询医生。可请一位亲友陪同，从旁做笔记，提醒您要问的问题甚至代为咨询。听不懂的话，务必请医生解释。以下是患者常见的疑问。

① 使用放射治疗目的是根治还是控制肿瘤？

② 除了放射治疗，还有其他治疗选择吗？为什么？

③ 完成治疗后，能照常生活和工作吗？

④ 医生建议先做手术，再用放射治疗消灭残余的癌细胞。这是否比不做手术只用放射治疗更有保证？

⑤ 放射治疗会造成身体不适吗？治疗期间需如何调节生活及饮食？为期多久？

⑥ 怎样知道疗程是否有疗效？

⑦ 放射治疗可造成什么短期和长期的不良反应？如何应对这些不良反应？疗程是否会对外观、生活习惯甚至为家庭或伴侣的关系带来影响？

⑧ 接受放射治疗后，癌症扩散或复发的风险有多少？如果不接受放射治疗，是否一定会扩散或复发？

⑨ 放射治疗的费用为多少？

## 第四节　居家照顾乳腺癌放疗患者

### 1. 饮食方面

放疗后食欲会受到一定影响，可能会出现食欲缺乏、厌食、恶心、呕吐、消化不良等情况，此时不要过度担忧，这是放疗带来的常见的不良反应，如果有体重下降，应尽量进食营养丰富的食物，多进食高蛋白、高热量、低盐、低脂的食物，家属的饮食结构安排要科学合理，饮食方案要根据不良反应的情况进行合理调整。食物不可过冷或过热，不能进食辛辣、刺激性食物，要保证足够量的饮水。需要注意保持口腔卫生，及时清除口腔内的残留物质，以增强味觉，增强食欲。

### 2. 皮肤方面

放疗结束后，照射区域皮肤仍需保护至少 1 个月，因照射区皮肤多年以后仍可发生放射性溃疡。不能使用碘酒、酒精等刺激性药物擦拭放疗照射区域，禁止贴胶布、热敷、抓挠皮肤，并注意保持局部清洁干燥等。

### 3. 心理方面

您可以参加社会支持组织，如加入相关俱乐部，多与其他病友交流沟通，始终保持最佳心理状态。您可以培养广泛的爱好和兴趣，积极乐观的生活、良好的心态是战胜疾病的基础。

### 4. 康复指导

放疗结束后，尽量每日坚持功能锻炼，因为治疗后患侧上肢会出现不同程度的静脉回流受阻现象，会导致皮肤抵抗力显著降低，对受损皮肤愈合造成严重影响。锻炼内容如患侧肩关节旋转、后伸、扩胸运动，手指爬墙运动，有氧康复操，3 次/日，要注意避免劳累、循序渐进。另外在站立时，将手搭在肩膀上；坐位时，可将患肢抬高；卧位时，将软枕垫于患侧，这些均有利于保持患侧高处心脏水平，可促进局部血液循环。放疗期间及放疗后需要注意休息，保持居室通风，定期适量进行户外活动。最后，需要注意按时随访，开始每 3 个月复查一次，连续 2 年，第 3 年每 6 个月复查一次，连续 2 年，以后每年复查一次。

# 第七章

# 乳腺癌的辅助治疗

用西医方法作为主要治疗手段，同时用非西医的方法作为辅助，减轻不良反应，调节人体平衡，提高人体的免疫力。

## 第一节　怎样选择乳腺癌的辅助疗法

临床上常见同时用非西医的方法作为辅助来调理患者症状的情况，如疲倦、恶心、呕吐等。"辅助"是指配合西医，加强疗效，改善患者的症状。对许多患者来说，西医治疗之余，采取辅助疗法，会使自己对治疗更有信心。对家属来说，还有另外的方法来帮助亲人战胜乳腺癌，更有积极性。

### 一、选择乳腺癌辅助疗法的原因

有些医院在化学治疗或放射治疗之外也提供辅助疗法。其原因如下。

1. 乳腺癌辅助疗法的益处有哪些？

（1）重建患者身、心、灵平衡　凡是疾病，譬如乳腺癌，都被视为体内的不平衡，辅助疗法是通过不同的方法，重建患者身、心、灵三方面的平衡。辅助疗法可以让人放松情绪，减轻压力、紧张、失眠、焦虑、沮丧或绝望的感觉。

（2）缓解症状　辅助疗法可以减少乳腺癌的症状，譬如疼痛、恶心、呼吸困难、便秘、腹泻、疲倦或食欲缺乏。辅助疗法可以帮助减轻乳腺癌治疗的不良反应。

（3）提升自我　辅助疗法可以提高自我感觉，一些乳腺癌患者希望自己有更多的发言权和自主权，辅助疗法让他们能够积极参与，寻找治愈的可能性，尽力延长生命的期限，而不再是无能为力，同时也能改善生活质量。

（4）家属慰藉　让患者的家属对亲人抗击乳腺癌有较多选择，为舒缓亲人的痛苦多一种方法，同时也缓解家属的心理压力。

## 2. 选择辅助疗法的误区是什么？

选择辅助疗法的误区是相信辅助疗法而拒绝正规的治疗。

民间有很多辅助疗法，有些治疗师宣称其疗法可以治愈乳腺癌。实际上，某些辅助疗法不但不能够治愈乳腺癌或者减缓癌细胞成长的速度，甚至可能会有害，或者因没有接受正规的治疗而延误病情。因此选择辅助疗法之前，一定要与主管医师沟通，了解利弊，做出决策。

## 二、选择辅助疗法前需考虑的问题

在决定是否采用辅助治疗以前，有很多的问题需要考虑，除了请教医护人员，还有以下问题需要考虑。

### 1. 选择辅助疗法的注意要点有哪些？

① 这种疗法能帮助我什么？不良反应和风险是什么？

② 这个疗法的治疗师有资格、经验吗？他的单位正规、有资质吗？

③ 治疗师愿意与我的医师沟通合作吗？这种疗法与医院已制定的治疗方案可以同时进行吗？

④ 有多少人曾经用这种方式治疗这类型的乳腺癌？我可以与他们接触，向他们请教吗？这种疗法曾经做过临床试验吗？如果有，试验结果发表了吗？我可否阅读相关文字的记录？这个疗法所用的物品获得国家的认可和批准吗？可用于哪种用途？

⑤ 这种疗法需要多长时间？我如何知道它有效？该疗法需要多少钱？我能负担吗？

### 2. 怎样选择有资质的辅助疗法治疗师？

选择一个您能够信任同时让人感觉放松的治疗师很重要。在接受治疗以前不妨多接触几个治疗师，了解他们有无坚实的专业基础和经验，是否有注册备案。预约挂号以前，最好了解收费的标准以及接受治疗的频率。如果需要长时间的治疗，有些辅助疗法非常昂贵。也有些医院提供免费的辅助疗法或者象征性的收费，但也许是试验性质的，应咨询清楚。

### 3. 选择辅助疗法怎样防止受骗？

如果辅助疗法治疗师出现以下的情况，请提高警惕。

① 治疗师宣称可以治愈所有的癌症，建议您不要接受传统的西医治疗，或者表示西医治疗会妨碍辅助疗法的有效性，甚至建议您不要告诉您的主治医生您在接受辅助疗法。

② 宣称治疗有效并且没有不良反应，或者只有很小的不良反应。

③ 宣称他们有临床实验，但是无法提供具体的文件或证据。

④ 要求您必须到他国接受治疗。

⑤ 宣称该治疗的方式是一个秘密，只有少数的人可以提供这类型的治疗。

⑥ 该治疗费用很高。

⑦ 治疗师无法提供任何的资质文件。

### 4. 向医生咨询辅助疗法重要吗？

不少乳腺癌患者向医生隐瞒他们同时接受辅助疗法。他们担心医生会不同意，甚至阻止他们用其他的方法抗癌。也有人认为是否告诉医生并不重要。一般来说，医生对辅助疗法都很支持，医生也常介绍患者接受心理咨询、放松法和静坐冥想等。现在越来越多的医生和护士也在接受辅助疗法的训练。

您的医生有时可能建议您避免辅助疗法，特别是当您决定停止综合治疗时。

如果您发现无法以开放的态度与您的主治医生讨论辅助疗法时，您应该考虑尊重医生的建议，因为您考虑采用的辅助疗法可能会干扰您的正规治疗。如果您采用辅助疗法，在开始综合治疗时，请记住告诉您的医生并积极征求医生的意见。

# 第二节　乳腺癌辅助疗法种类及其实施方法

辅助疗法是注重整体取向的治疗，不只是治疗身体有癌细胞的器官，同时也注重情绪和心理健康。凡是疾病，譬如乳腺癌，都被视为体内的不平衡，这种疗法是通过不同的技巧，恢复患者身、心、灵三方面的平衡，从而恢复人的体力，增加对抗疾病的能力。

## 一、按摩

按摩是我国古代物理疗法的一种，此法是医生根据病情需要施用各种不同手法，作用于人体软组织的表面或穴位处，以治疗疾病。

### 1. 按摩的益处有哪些？

按摩是一种治疗性的触摸。通过按摩放松绷紧的肌肉、缓解痛苦、减轻疼痛，产生舒服愉快的感觉，缓解治疗后造成的不适与焦虑。也可以促进血液和淋巴的循环，有利于体内毒素的排出，防止压疮发生，使器官的功能得到调整和改善，从而提高整个机体的各种功能，提升自身的免疫力，延长生命。

### 2. 什么是反射按摩法？

人体手、足不同的部位代表着身体各部分，这些部位称为"反射区"。反射按摩法就是在足部或手部的反射区施加适当的压力，就可以让身体放松。在这些反射区按压，可以缓解患者不适的情况，例如改善消化不良、便秘、溃疡、头痛、偏头痛等，调和循环系统的慢性失调。脚底按摩可以减轻紧张和痛楚，而专业按摩师有时候甚至能缓解中后期乳腺癌患者的症状。

### 3. 按摩注意事项有哪些？

① 采取适当体位（舒适便于操作的体位），宽衣，松腰带和胸罩，放松肌肉，自然呼吸。

② 按摩者力量要先柔后刚、先轻后重，由浅入深，柔和深透，速度均匀。

③ 按摩应在患者康复时使用。要在远离病灶部位进行，如避开皮肤的伤口瘢痕、静脉血栓和脆弱部位，癌块局部不宜按摩。局部感染、化脓、破溃等为按摩禁忌证。

④ 对于已有癌细胞转移的骨骼部位（尤其是脊柱、四肢等主要运动承重骨骼）而导致疼痛不适者，需要专业人员实施，不可在转移的骨骼上直接按摩。按摩手法必须轻柔，避免导致病理性骨折。

## 二、针灸

针灸是在经脉的穴位上插针，把"气"引导至身体其他部位，以打通经脉，平衡内息，达到治病的目的。针灸可以使患者体内释出内啡肽，缓解痛楚，松弛肌肉，使人感到舒适。针灸可以松弛肌肉，也可以减少药物的副作用。

### 1. 作用与益处有哪些？

针灸治疗乳腺癌，能调理机体各系统之间以及机体与外界环境之间的平衡，从而去除乳腺癌的各种症状。另外，针灸还有扶助正气的作用，即增强机体抵抗力，有增强免疫功能的作用，如针刺足三里，可以提高外周血液白细胞的吞噬能力等。缓解乳腺癌患者放疗、化疗引起的白细胞降低以及出现的各种症状。除此之外，针灸还能起到镇痛作用。

### 2. 乳腺癌患者行针刺疗法的禁忌证有哪些？

① 患者在饥饿、疲劳、醉酒、精神紧张等情况下禁止针刺。

② 经期妇女禁止针刺。

3. 注意事项有哪些？

① 毫针刺法适用于肿瘤各期的治疗，其中尤以体针法效果为好，多用于肿瘤患者免疫功能低下，放疗、化疗不良反应，癌性疼痛，以及乳腺癌晚期疲乏症状明显者。

② 针刺穴位皮肤必须严格消毒，针刺穴位快速进针后，行提插、捻转等手法至患者出现酸、麻、服（重）等"得气"感觉为度。

③ 针刺法留针期间，可间歇运针，以加强针感。由于乳腺癌患者多正虚邪盛，毫针刺激量不宜过大，要以患者能够耐受为度。

④ 如无针灸用具，特别是家庭内治疗，也可用食指（需修剪指甲并洗净双手）垂直点压施针穴位，每次 15s，然后放松，间隔 15s 后再按压，反复 10～15 次，以患者能够耐受为度。

## 三、瑜伽

瑜伽是一个通过提升意识帮助人类充分发挥潜能的体系。瑜伽姿势运用古老而易于掌握的技巧，改善人们生理、心理、情感和精神方面的能力，是一种达到身体、心灵与精神和谐统一的运动方式，包括调身的体位法、调息的呼吸法、调心的冥想法等。

1. 瑜伽的益处有哪些？

① 瑜伽能增强身体力量和肌肉弹性，保持身体四肢均衡发展。

② 瑜伽能预防和治疗各种身心相关的疾病，如背痛、肩痛、颈痛、头痛、关节痛、失眠、消化系统紊乱等；瑜伽能调节身心系统，减压养心，改善血液环境，促进内分泌平衡。

2. 练习方法

在专业人士指导下练习。循序渐进、情绪稳定、张弛有度才能适合自己。练习前的暖身应保持呼吸的平稳和心态的平和。每个动作维持 3～5 次呼吸。练习后 0.5～1h 以后再进食或者洗浴。短时间内应避免过冷或过热刺激，避免毛孔过度扩张。

3. 瑜伽治疗的注意事项有哪些？

患者练习瑜伽前必须咨询医生能否练习。合并骨转移者需要小心防止骨折。手术、化疗或放疗后身体状况不佳时不宜练习瑜伽。

## 四、呼吸放松法

呼吸放松法指用稳定的、缓慢的深吸气和深呼气方法，有意识地控制或调节自身的生理心理活动，在意念上放松关注的问题，以达到松弛目的，调整那些因紧张刺激而紊乱了的功能。放松法对偏头痛、高血压、乳腺癌不适等症状十分有用。

### 1. 呼吸放松法的益处有哪些？

起效快，简单易操作，增加肺活量，缓解紧张情绪，促进睡眠，提高身体抵抗力。

### 2. 呼吸放松法的准备工作有哪些？

安静的房间。穿着宽松棉质衣服，脱鞋，在床或地毯上躺下，闭上眼睛，保持平静，双腿与双肩同宽，头、颈和脊椎成一直线。保持平常的呼吸节奏。观察自己呼吸的频率，留意一呼一吸间是否连续。这个练习包括紧缩和放松全身不同组别的肌肉。如果因为乳腺癌或治疗造成某些组别肌肉疼痛，这部分的肌肉不需要包括在此练习中。练习过程中注意小歇、调匀呼吸。使一呼一吸间顺畅无间隙。在呼吸练习中，如果心生杂念、担心忧虑，不必勉强控制自己。用心观看杂念的存在，让其来去自由，然后重新凝神呼吸。结束前深呼吸数次。让手指和脚趾恢复知觉。慢慢睁开眼睛，侧翻身然后慢慢地坐起。练习时间一般为 10～15min，以下介绍三种呼吸放松方法。

（1）腹部呼吸　把一只手放在胸部上方，另一只放在腹部。放松肩和手。吸气时明显感到腹部隆起；呼气时腹部恢复原状。呼吸过程中胸部保持不变。

假想自己吸入时，在空中画了半个圆圈，呼出时补上圆圈余下的一半。

（2）如练习（1），躺在床或地毯上。从前额和脸部开始，直至放松脚、小腿和大腿肌肉，全身舒摊在睡床或地毯上，全神贯注地呼吸。

（3）躺在床或地毯上。用力撑开眼睑，绷紧前额肌肉，数 5s 才放开。然后放松肌肉，此时会感到肌肉的变化。重复一遍。接着大力紧闭眼睛，强迫自己闭上眼。数 5s 才放开。注意是否有变化。重复一遍。接着大力张开嘴，伸张脸部肌肉。数 5s 才放开。重复一遍。收紧两颗的肌肉，咬紧牙齿。数 5s 才放开。重复一遍。感觉面部每个部分，注意是否有变化。抬高肩膀使与耳朵看齐，令肩膀和颈部肌肉绷紧。然后急速放开，松弛肌肉。注意是否有变化。重复一遍。

抬高搁在床或地毯上的左手左臂。抓紧拳头，绷紧手部、前臂和上臂肌肉。数 5s 才放开，放下手臂，使其回落到床或地毯上。注意左手和右手是否感觉不同。重复一遍。然后用右手右臂重复这套动作。

收缩胸肌。注意对呼吸有何影响。放松。收紧腹肌。数 5s 才放开，呼气。

抬高左脚左腿，离地大约 15cm。尽力把脚往前伸，绷紧足、小腿和大腿肌肉。数 5s 才放开。放下脚，使其回落到床或地毯上。同法练习右侧。重复练习两次。

结束前，轻轻地移动手指和脚趾，深呼吸数次。逐渐张开眼睛，然后慢慢地坐起。

## 五、观想疗法

观想疗法又称意念疗法，主要是通过意念调节控制而达到健体调病的一类方法。意念及其产生的意念力是具有能量的信息，作用于患者能使其产生物理、化学及生理的运动。意念疗法就是通过意念力来实现的。各种正能量的意念及形象思维是治病的良药，又能提高修炼者的悟性，发挥出特殊的威力。此法属于心理治疗的一部分。

要做到：信——相信这个方法能治病。用——随时常用，以免生疏遗忘。勤——用时专精不懈，直到病愈为止。常住缘中——常把心放在治疗疾病的方法上，而不胡思乱想。别病起因——辨别生病的起因。方便——灵活巧妙地运用正确的方法。久行——实行还没得到利益时，不计较时间的长短，继续不断地练习而不生怠惰心。知取舍——知道练习得了益处，就应勤加实行，有了害处，就应马上舍弃。

## 六、静坐/冥想

静坐/冥想可以改变思维，改善专注力，能重塑大脑，还可以缓解压力。冥想的方法有以下几种。

① 选择自己觉得最舒适的坐姿。伸直脖子，让上半身成一条直线。如果觉得闭上眼舒服，就闭上眼。

② 让意念集中到呼吸，深呼吸到腹部，再呼出。重复呼吸数次。如果精神分散了，不要紧，集中注意力，再呼吸。呼吸时注意力转移到自己身体，从自己的足到小腿、手腕、腹部、背部、胸、颈部、头部。

③ 找出身体觉得稍微紧张不适之处，观察它，接受它。呼吸，观察，接受它，没有对错，呼吸在此部位出入。反复感受它的存在，呼吸。注意力移开，轻轻地回到呼吸上。

④ 用呼吸清洗整个身体，从头到脚。每次呼吸更加平静，更加深入，存在加深，接受加深，感受这种轻松感，自然、放松。

⑤ 深深地轻吸气，再呼气，慢慢睁开双眼。

## 七、心理治疗

心理治疗详细情况见第十二章。

第八章

# 乳腺癌疼痛与应对

## 第一节　癌症疼痛一般知识

疼痛是一种令人不快的感觉和情绪上的感受，伴有实质上的或潜在的组织损伤，它是一种主观感受。当神经受到剧冷、剧热、肿瘤及其周围组织的压迫或刺激时，便会产生痛苦。

神经系统由脑、脊椎和贯穿全身的神经及其纤维组成。脑部是人体的控制中心，收到神经信息后会指示做出相应的行动和反应。当神经受到冷、热、触摸或声音震动的刺激，信息会立刻传送到脑部，脑部再把这些信息传送到身体各部位做出相应的反应。

### 一、疼痛的原因和来源

#### 1. 引起癌痛的原因有哪些？

（1）生理因素　肿瘤周围的组织或神经受压，身体受感染而发炎，放射治疗皮肤损伤，手术后的伤口，癌细胞转移或扩散，最常见的乳腺癌疼痛是骨痛。

也有乳腺癌引起的疼痛可能传至肩部或手臂，这类情况称为"牵涉性疼痛"。

患者经常将新出现的疼痛误以为是病情恶化或乳腺癌扩散的征兆，其实疼痛与病情没有必然的关系。不过一旦发现新的疼痛，应通知医生，以便准确评估情况。

（2）心理原因　情绪困扰会影响生理健康，负面情绪如恐惧、焦虑、情绪低落、疲劳等都可能令疼痛加剧。因此治疗这类疼痛不但需要处理生理问题，亦要治疗心理问题。

（3）人际关系的影响　疼痛还可能源于工作环境或社交生活，若朋友或同事刻意回避患者，难免会令其身心受创。

**2. 癌痛的来源有哪些?**

(1) 肿瘤相关性疼痛　因为肿瘤直接侵犯、压迫局部组织如胸膜，或者肿瘤转移累及骨、软组织等所致。肿块压迫周围组织或阻塞各种管道，如淋巴管、肠道等引发疼痛。

(2) 抗肿瘤治疗相关性疼痛　常见于手术、创伤性操作、放射治疗、其他物理治疗以及药物治疗等抗肿瘤治疗。例如手术治疗，切除肿瘤的同时难免会损伤神经、血管及淋巴管等；术后局部引流不畅、切口感染、不愈合、瘢痕形成，均可引起疼痛。在化疗药物输注过程中，当药物溢出血管外时可引起剧烈烧灼样疼痛，常使患者彻夜难眠。放射治疗导致放射性皮炎，可产生不同程度的疼痛等。

(3) 非肿瘤因素性疼痛　由于患者的其他合并症、并发症以及社会-心理因素等非肿瘤因素所致的疼痛，如乳腺癌患者既往就有的疾病如痛风、关节炎等。

## 二、告知医务人员疼痛的特点

疼痛是患者的一种主观体验，外人无法感知，而医务人员要根据患者的疼痛情况制定最佳镇痛方案，所以患者准确描述疼痛至关重要，这也是医务人员进行镇痛治疗的前提与依据。因此，患者需在医务人员的引导下准确回答下述问题。

**1. 如何记录疼痛的部位、开始时间?**

记录疼痛的每个部位，例如：疼痛主要集中在某一个部位或分布在哪些部位? 疼痛是否从一个部位逐渐转移至其他部位? 白天是否感觉疼痛? 晚上是否疼痛加剧? 疼痛有无影响日常生活? 弯腰或伸展腰背时会不会痛? 长时间坐着是否感到不适? 是否痛得无法集中精神? 疼痛是否令您无法走路?

**2. 疼痛的性质、规律是什么?**

是钝痛、针扎样痛、胀痛，还是什么痛? 出现的时间、时机有无规律? 出现疼痛或疼痛加重时您在做什么，或者说什么情况下疼痛会加重?

**3. 疼痛对睡眠有什么影响?**

有无影响睡眠? 是否痛得无法入睡? 是否常常痛醒? 过去 24h 最痛的时候评分多少，最轻的时候评分多少，有几次疼痛≥4 分? 您是如何缓解疼痛的?

## 三、疼痛程度

1.数字分级法（NRS）

以下直线上有 0～10 共 11 个数字表示疼痛的程度，0 表示无疼痛，10 表示能够想象的最剧烈疼痛，由患者自己选择一个最能代表自身疼痛程度的数字。其中 1～3 表示轻度疼痛，4～6 表示中度疼痛，7～10 表示重度疼痛。见图 8-1。

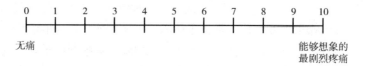

图 8-1　数字分级

## 2. 面部表情疼痛评分量表法

图 8-2 有 6 种面部表情，从微笑、悲伤至痛苦的哭泣的图画来表达疼痛程度，请选择一张最能表达疼痛的脸谱。

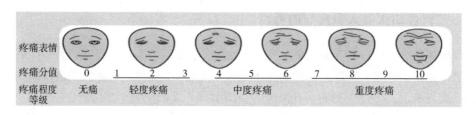

图 8-2　面部表情疼痛评分

## 3. 主诉疼痛程度分级法

患者根据对疼痛的感受，将疼痛程度分为轻度、中度、重度三类（VRS）。

（1）轻度疼痛　有疼痛，但可忍受，生活正常，睡眠未受到干扰。

（2）中度疼痛　疼痛明显，不能忍受，要求服用镇痛药物，睡眠受到干扰。

（3）重度疼痛　疼痛剧烈，不能忍受，需用镇痛药物，睡眠受到严重干扰，可伴有自主神经功能紊乱或被动体位。

## 四、疼痛日记的内容

疼痛日记项目包括以下内容：日期、时间、疼痛评分（0～10 分）、服用药物、服药 1h 后疼痛的评分、疼痛时在做什么等。

# 第二节　药物镇痛

应对疼痛的方法很多，医生决定采用药物镇痛时，一般会根据疼痛的程度、性质、持续时间等针对个体制定镇痛方法。

## 一、镇痛药物的给药原则

医生一般会根据疼痛的病因、性质、部位、强度选择镇痛方案，阿片类药物是中重度疼痛治疗的首选药物。镇痛药物的给药原则如下。

（1）尽量口服给药　口服是主要的给药途径，此法简单、方便、经济，而且能达到稳定的血药浓度，医生容易调整剂量，最重要的是不容易成瘾和耐药。

（2）按阶梯给药　对应患者轻度、中度、重度疼痛，有针对性地、按照阶梯选用不同性质和作用强度的镇痛药物。

（3）按时给药　按时给药可确保镇痛药物在体内达到稳态血药浓度。镇痛药物应按照规定的间隔时间给药，遵医嘱或者药品说明书的间隔时间服用，注意下一次剂量应在前次给药效果消失之前给予。

（4）个体化给药　不同患者对疼痛的敏感度和镇痛药的敏感度个体差异很大，所以阿片类药物并没有标准剂量，应该说凡能使疼痛得到缓解且不产生不良反应的剂量就是正确的剂量。

（5）注意观察身体反应　为了使患者达到最佳镇痛效果，同时把不良反应降到最低，使用镇痛药时要注意观察疼痛缓解程度和身体的反应，并及时采取措施。


## 二、轻中度镇痛药物应对

镇痛药物应对必须做到：①遵医嘱购买镇痛药时，要留意包装上的成分说明，如有疑问应向药剂师咨询。必须遵医嘱服药，切勿过量服用。如果您正服用镇痛药，一定要告知医生，以便调整相应的治疗。②由于不同药物的镇痛作用不同，有时您可能需要同时服用多种镇痛药，例如阿司匹林可局部镇痛，而其他药物则可阻碍脑部接收痛苦信息。

### 1. 轻度药效镇痛药使用方法及应对是什么？

阿司匹林、对乙酰氨基酚、布洛芬等是最常用的镇痛药，具有镇痛、消炎和消肿的功效。

这类镇痛药的不良反应是影响胃壁，引起消化不良甚至胃出血。将药片溶于水再服用，可减少对胃的刺激，有时医生会同时给予护胃药以保护胃。一般情况下，不应空腹服药。服药后切忌饮酒。

### 2. 中度药效镇痛药使用方法及应对是什么？

这类药物需经医生处方，遵医嘱使用。包括可待因、曲马多或丁丙诺啡等。它们可对脑部的痛感受体发挥作用，减轻痛苦感和降低对疼痛的反应。

这类药的不良反应有昏睡、便秘、口干等。服药后要避免进行需要精神集中的工作，例如驾车、操作机械等。便秘时可请医生开具轻泻药。部分药物会引起口干舌燥，可以用适量枸杞子、黄芪、人参泡水喝。

### 三、强度药效镇痛药

吗啡、羟考酮、芬太尼等是最常使用的强效镇痛药。

**1. 如何确定吗啡剂量？**

吗啡是最常用的强效镇痛药，吗啡可与其他镇痛药联合用药。用药方式包括短效药片、长效药片、短效口服液、栓剂、皮下注射针剂。即使是同一种乳腺癌、病情属同一阶段，不同患者需要的剂量也可能完全不同。医生需要为每位患者测试最适合的剂量，通常初期使用的剂量较低，然后逐渐增加，直至达到最佳镇痛的剂量。在治疗过程中，吗啡的剂量可能需要不时调整。

**2. 吗啡剂型适应证及使用方法有哪些？**

（1）口服片剂、注射剂　吗啡口服即释剂（片剂、口服液）每4h服用一次；吗啡缓释片必须整片吞服，不可掰开、碾碎或咀嚼，每隔12h按时服用一次，一般选择口服吗啡，较少采用皮下、静脉注射；长期疼痛控制不佳的患者可使用PCA泵（自控镇痛术）将吗啡持续注入人体。

（2）吗啡栓剂　从直肠给药，主要适用于丧失吞咽能力、禁食和外科手术后等不能口服的患者，呕吐患者、不愿口服、不能吞服的患者，如老人、小孩、婴儿。使用方法：①尽可能于塞药前大便，并避免塞药后1h内大便。②洗手。③药塞太软时，可将药放置冰箱冷藏数分钟；药塞有锐利的边缘，可以手握将之溶解。④以清水、凡士林润滑药塞的头部。⑤侧卧，下腿伸直，上腿膝盖向前向内屈曲。⑥放松肛门，用手指轻轻将药塞细小头部插入肛门2～3cm。⑦慢慢将双腿伸直，侧卧数分钟。

**3. 应对阿片类药物不良反应的方法有哪些？**

（1）嗜睡　发生率很小，多发生在第一次使用阿片类药物或突然加大剂量时，一般医生会根据患者的具体情况选择用药剂量。吗啡会令人昏昏欲睡，这种现象通常在几日后便会消失，但每个人对药物的反应都不同，所以用药后应避免驾车、操作机械或进行需要精神集中的工作。另外，服用吗啡期间不能喝酒。当患者感觉总是想睡觉时，白天可以适当饮一些含咖啡因的饮料，并及时告诉医务人员。

（2）便秘　便秘是阿片类药物最常见的不良反应，主要的预防和处理措施如下。

① 服用阿片类药物的同时，遵医嘱服用适量的缓泻药，如麻仁丸、乳果糖、聚乙二醇4000散等，口服缓泻药最好在睡觉前服用。

② 遵医嘱使用通便药，开塞露最好在清晨使用。必要时遵医嘱灌肠。

（3）恶心呕吐　发生率约30%，一般出现在用药后4～7天，随后恶心呕吐会逐渐缓解。部分人在使用吗啡初期会感到恶心呕吐，所以医生会建议他们在治疗的第1周服用止吐药。预防和处理措施如下。

① 初次使用阿片类药物的第1周内，必要时遵医嘱使用止吐药，如甲氧氯普胺、多潘立酮、维生素 $B_6$ 等。出现重度恶心、呕吐时，应立即报告医务人员，遵医嘱给予止吐药。

② 因恶心呕吐引起进食减少、尿色深黄、尿量减少时，要及时告诉医生，采取其他方式补充液体和营养。

③ 恶心呕吐持续1周以上，排除其他原因，医生会减少阿片类药物剂量，或将口服给药改为直肠给药。在排便后进行直肠给药，尽量将药物放入直肠深部。

（4）口干舌燥　通常患者都无须服药，多喝水或用适量参须、麦冬等泡水喝，一般能改善。

（5）皮肤瘙痒　患者不可抓挠以防皮肤损伤。可局部使用润肤剂缓解。严重时遵医嘱使用抗过敏药物。

（6）尿潴留　多发生于男性患者，特别是伴有前列腺增生症的男性患者。当患者出现排尿困难时，进行诱导排尿、听流水声、吹口哨、按摩或热敷膀胱区后大多能自行排尿。

（7）其他注意事项

① 初次使用吗啡或者用药不规范，有可能令血压下降导致昏眩、嗜睡甚至抑制呼吸，如果出现这些症状，必须立刻通知医生。

② 必须小心存放强效镇痛药，应在药瓶贴上标签并将药箱上锁，或将药物放在儿童接触不到的地方。如果您担心忘记吃药，可以写一张便条放在显眼处提醒自己，或者写"服药日记"，详细记下服用的药名、剂量和时间。

### 4. 芬太尼注意事项有哪些？

芬太尼药物剂型包括针剂、透皮贴剂。芬太尼透皮贴主要用于不宜口服的患者。芬太尼透皮贴的起效时间是6～8h，可以维持72h。贴后不能立即镇痛，可通过针剂或短效药物预先达到迅速镇痛的作用。高温会加速芬太尼的吸收，靠近暖炉或洗澡时要特别注意，如果发热，需迅速通知医生。芬太尼的不良反应与其他强效镇痛药相同，但便秘的情况比较轻微。

（1）粘贴部位　选择前胸、后背、腹部（避开脐部）或四肢内侧的干燥部位，无破损、无毛发的平整表面皮肤。注意事项：①长期卧床患者避免选择后背皮肤；②避免选择皮肤完整性受损区；③不能自行控制排尿的患者尽量不要选下肢部位。

（2）粘贴步骤　①皮肤准备：清水洗涤，待皮肤完全干燥。不能使用肥皂、油剂或其他可能刺激皮肤或改变皮肤性状的用品。②粘贴：沿包装袋边缘撕开并取出贴片，避免接触黏性成分，将贴片平整地贴上。③固定：以手掌轻按贴片30s，并用手指沿贴片边缘再按一次，确保贴片与皮肤充分接触。

（3）贴片要完整使用，不能剪成小块，这样会破坏芬太尼的药效。每3日更换一次贴片。使用完后的贴片要交回医务人员，不能自行处理。

### 5. 其他强效镇痛药有哪些？

（1）羟考酮　羟考酮是半合成阿片类药物，作为强效镇痛药在临床上应用已有80多年的历史。给药途径多，应用广泛。高剂量连续使用羟考酮后突然中断或减量，部分患者有戒断综合征的发生。这提示羟考酮同样具有其他阿片类药物常见的不良反应。本药用于中重度疼痛患者，本药是列入联合国《1961年麻醉品单一公约》管制的品种，中国已将其列入麻醉药品管制范围。本药的药物剂型有短效药片、长效药片、注射液。

（2）美沙酮　口服。一般起始剂量成人一次5～10mg。对慢性疼痛患者，随着用药时间延长和耐受的形成，应逐渐增加剂量以达有效镇痛效果，必须遵医嘱。

（3）丁丙诺啡　用药方式包括针剂、药贴和含片（6～8h即在口中融化）。

### 6. 其他镇痛相关药物有哪些？

有时医生会给予其他药物与镇痛药同服，常用的有双膦酸盐类药物、类固醇类、抗癫痫或抗抑郁药物、抗生素、肌肉松弛药，必须遵医嘱使用。

（1）双膦酸盐类药物　可强化骨骼及缓解痛苦，对骨转移的患者很有帮助，患者可选择口服药或针剂。

（2）类固醇类激素　类固醇类激素可以减轻因肿瘤压迫或破坏神经而引起的疼痛，也能增加食欲，地塞米松和泼尼松龙都是常用的类固醇类激素，必须遵医嘱。在饭后或零食后服用类固醇类激素可降低消化不良、胃黏膜发炎或出血等副作用出现的概率。此外，医生在有需要时亦会给予护胃药以保护胃。

## 四、手术后止痛

术后镇痛以PCA泵（自控镇痛术，图8-3）为主，它操作安全、简单，就是将一个特制的储药泵通过管道连接在患者身上，镇痛药物经过这个泵以特定的速度持续注入人体起到镇痛的作用。泵上有自控按钮，当患者疼痛加剧时可自己按压增加注药量，让患者自己控制镇痛药物的剂量。PCA泵中常用的药物有芬太尼、地佐辛等阿片类药物，还会加一些预防术后呕吐的药物，如格雷司琼。该泵的给药方法有静脉注射、皮下注射、硬膜外给药。

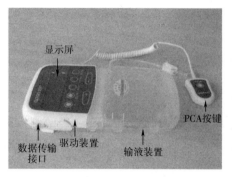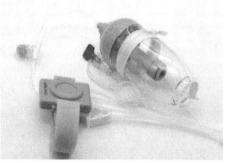

图 8-3　PCA 泵

## 五、常见镇痛药的误区

许多人对使用镇痛药都有顾虑，特别是吗啡这类强效镇痛药。在介绍乳腺癌患者常用的镇痛药物前，先讨论一下人们对服用镇痛药的常见误区。

### 1. 吃镇痛药是否会"上瘾"？

某些患者一听说阿片类镇痛药，就认为是毒品，会上瘾，不能吃。其实，医生会按照患者的个体需要给予适当的吗啡剂量，并只会在疼痛加剧时才会提高剂量，疼痛减轻后即会逐步减药。乳腺癌患者在规范镇痛的原则下使用吗啡而上瘾的情况较罕见。

研究表明，只要按照医嘱规范使用镇痛药物，阿片类药物成瘾的概率是万分之二，这个相对较低。如果癌痛不能得到及时、有效的控制，患者往往感到极度不适，可能会引起或加重其焦虑、抑郁、乏力、失眠以及食欲减退等症状，显著影响患者的日常活动、自理能力、社会交往和整体生活质量，从而影响治疗效果，甚至使病情进一步恶化。与癌痛带来的危害相比，镇痛药物的不良反应是可防可控的。当乳腺癌疼痛的病因控制、疼痛消失后，随时可以安全、逐步停用阿片类药。所以，我们还有什么需要担心的呢？

### 2. 应该忍痛至什么程度才服药？

很多人认为除非痛得不能忍受，否则最好不要服用镇痛药。这种观念只会让您承受不必要的痛苦。各类疼痛都有针对性的镇痛药，有些人连续几个月都服用同一种镇痛药也不会降低药效，因此不需要到不可耐受的时候才服镇痛药。

### 3. 应该疼痛开始才吃药吗？

按时给药可确保镇痛药物在体内达到稳态血药浓度。阿片类镇痛药物应按照规定的间隔时间给药，如每隔 4h 一次或 12h 一次，下一次剂量应在前次给药效果消失之前给予。不能用"痛了就吃，不痛就不吃"的按需给药方式，持续疼痛可使痛阈降低，需加大药物剂量才能缓解症状，增加了机体对药物的耐受和依赖的可能性。

通常镇痛药的效力持续时间是经过研究确定的，足以维持到下次服药，如果未到服药时间已经觉得痛，请与医生商讨是否需要提高剂量或更换镇痛药。

### 4. 乳腺癌恶化才需要服用吗啡吗？

医生会根据疼痛的程度按阶梯给予镇痛药，若感到中度或重度疼痛，就可能需要使用强效镇痛药（如吗啡），不过这绝不表示乳腺癌病情加重。吗啡是常用的镇痛药，剂量会随疼痛的程度而调整。

### 5. 服用吗啡有上限吗？

服用吗啡没有"天花板"效应即没有上限，剂量的确定应视患者个体化而定，最佳剂量应该为达到镇痛效果与不良反应耐受之间的平衡。

市面上有很多镇痛药可供选择，应根据疼痛的类型和严重程度咨询医生选择适合的药物。除药物治疗外，亦可考虑其他缓解疼痛的方法如放射治疗、化学治疗、针灸、催眠、放松练习等，最重要的是找到适合自己的镇痛方法。

### 6. 必要时镇痛药能与其他的药物合并使用吗？

镇痛药可与消炎、镇静、肌肉松弛、抗癫痫或抗抑郁等药物合并使用。具体情况需要与医生讨论后确定。

### 六、疼痛时居家照顾须知

① 适当进行体育锻炼，积极参与社会活动，舒缓紧张情绪。亲友适当陪伴患者，耐心倾听，鼓励患者多交谈。禁烟戒酒。

② 尽量减少和消除引起疼痛的原因。遵医嘱按时、按量使用镇痛药物。注意便秘、恶心、呕吐、嗜睡等不良反应。

③ 出现疼痛时，主动诉说自己的疼痛，如疼痛的部位、强度及性质，并寻求帮助，及时就诊。

# 第三节　其他镇痛方法

## 一、常见镇痛方法

### 1. 外科手术

手术可以切除部分或整个肿瘤，以消除对器官或神经的压迫。

### 2. 放射治疗

放射治疗对抑制骨痛，尤其是脊椎、大腿、骨盆和肋骨的疼痛最有效。

通常 1～2 次的放射治疗已足够缓解疼痛，但未必立刻见效，一般 7～10 次后镇痛效果才显现，期间医生会给予镇痛药配合控制疼痛。治疗疼痛的放射量通常很低，除了令人稍微疲倦外，很少出现其他不良反应。

放射性同位素是轻度放射性物质，可以减轻骨痛。放射性锶 [89] 是最常用的同位素，经静脉注射至人体后被癌细胞侵犯的骨骼吸收，达到治疗及镇痛的效果。

### 3. 化学治疗

化学治疗也可以缩小肿瘤，缓解痛苦，但并非对每个人都有效，不良反应也因人而异。需要与医生讨论以化学治疗镇痛的利弊。

### 4. 内分泌治疗

内分泌治疗通过改变体内激素水平达到缓解痛苦的效果，对部分乳腺癌引起的疼痛有效。内分泌治疗虽然也有不良反应，但不算严重，需要与医生讨论内分泌治疗镇痛的利弊。

## 二、其他镇痛方法

如果疼痛属于难以控制的一类，医生可能会将您转诊到疼痛专科，接受其他镇痛治疗如阻滞神经传导、经皮神经电刺激（TENS）或针灸、催眠疗法等，这些可单独或配合镇痛药一起使用。

### 1. 阻滞神经传导

阻滞神经传导原理是透过截断神经传导，阻滞痛苦信息传至脑部。直接在末梢的神经组织内或附近注入药物或给予物理刺激而阻断神经功能传导称为神经阻滞。神经阻滞包括化学性和物理性两种。化学性神经阻滞疗法常被一些医护人员及患者误称为封闭疗法，主要采用局部麻醉药物阻断神经传导功能，可用于手术中镇痛，而更多的是用于疼痛治疗。此外临床上使用加热加压、冷却等物理手段阻断神经传导功能，称为物理性神经阻滞。

### 2. 经皮神经电刺激（TENS）或针灸

以电流刺激神经，或针灸引发身体分泌天然的镇痛药"内啡肽"。TENS 有助于缓解疼痛，对特定部位尤其有效。见图 8-4。

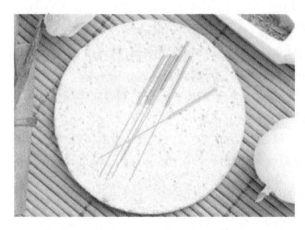

图 8-4　TENS 治疗

### 3. 催眠疗法

催眠有助于镇痛，但单独使用效果有限。自我催眠通常能减轻心理上的疼痛反应，同时能松弛神经。

### 4. 身体扫描练习

身体扫描是一个与您的身体和心理建立联系的绝妙方法，可促进神经自发性松弛。请在一个轻松的、没有干扰的环境下做这个练习，一般建议平躺做身体扫描，但是如果您发现自己有睡意，或者更喜欢坐姿或站姿，那样做也是可以的。做法是逐一用心扫描身体的不同部位，当身体放松后，再透过想象沉重、轻盈、温暖等感觉转移注意力，从而忘却疼痛。当您能够驾驭基本的技巧后，就能随时随地用来镇痛。

缓慢而有节奏的深呼吸有助于放松，配合药物可缓解痛苦。做法如下：

① 缓慢地深呼吸。呼气时慢慢放松身体，想象负面情绪和压力正逐渐离开身体。以自己觉得最舒服的速度继续呼吸。

② 每次吸气和呼气都在心中默数，以训练集中力。吸气时想象将宁静和快乐带入体内，呼气时则驱走焦虑和不安。

③ 重复步骤①、②约 20min。最后以缓慢的深呼吸结束。

### 5. 按摩、放松练习、瑜伽、静坐、冥想

这些方法可以驱走恐惧和焦虑，对放松紧张的肌肉尤有帮助。详细请参阅乳腺癌的其他辅助治疗。

### 6. 脚部保健

使用脚垫或小凳有助于消除疼痛，脚垫可保持双脚温暖且有一定保护作用。

### 7. 分散注意力

针对轻微的疼痛分散注意力的方法多种多样，如听音乐、看电视、听广播、与他人分享快乐时光等。疼痛剧烈时还是不起效的。亲友的短暂探访或沟通亦有助于分散注意力。

### 8. 暗示疗法

要是患者接受暗示进行自身调节，可增强患者自身战胜疾病的信心。充分调动自身最大的消灭癌细胞的能力，从而达到镇痛的目的。

### 9. 冷热敷

合理使用热水袋或冰袋交替进行冷敷和热敷也有一定镇痛效果。

第九章

# 乳腺癌淋巴水肿的预防与康复

## 第一节　淋巴水肿概述

淋巴水肿是因为淋巴循环障碍引起的淋巴液在组织间隙滞留所引起的包括组织水肿、慢性炎症和组织纤维化等一系列病理改变。乳腺癌引起的淋巴水肿多为继发性淋巴水肿。多因为手术清扫局部淋巴结或放疗致局部淋巴结损伤导致淋巴回流受阻。

### 一、诊断和治疗乳腺癌淋巴水肿

1. 乳腺癌淋巴水肿的临床表现有哪些？

乳腺癌的淋巴水肿多见于患侧上肢，临床表现主要有：局部肿胀，皮肤和皮下组织增生，皮皱加深，皮肤增厚、变硬、粗糙，并可有棘刺或疣状突起，外观似大象皮肤。早期患肢肿胀，抬高后可减轻；晚期患肢肿大明显，表面角化粗糙，呈象皮样改变，可引起肢体活动障碍。

2. 淋巴水肿的诊断方法有哪些？

一般根据症状、体征和影像学检查结果诊断。

（1）血管超声　有助于静脉性水肿和淋巴性水肿的鉴别，作为门诊筛选检查方法，既简单又方便。

（2）淋巴管造影　是淋巴管穿刺注射对比剂，摄片显示淋巴系统形态学的一种检查方法。

（3）同位素淋巴管造影　是用同位素显像研究慢性淋巴水肿的淋巴功能，提示患肢淋巴回流的减少程度与淋巴水肿的严重程度。

（4）诊断性穿刺组织液分析　皮下水肿组织液的分析有助于疑难病例的鉴别诊断。

### 3. 淋巴水肿的治疗原则是什么？

淋巴水肿是一种进行性发展的慢性疾病，目前不能根治，只能控制或缓解。治疗方法包括手术和保守治疗两类，手术治疗创伤大、适应性不广，对于早期患者并不适用。保守治疗主要是淋巴水肿手法引流综合消肿治疗，也称 CDT 治疗，是目前国际上应用最广、疗效也最为肯定的淋巴水肿治疗方法。晚期水肿因纤维化等原因手法引流的效果差，所以提倡积极预防、早期诊断、早期治疗，以恢复患肢的正常功能。

### 二、预防乳腺癌上肢淋巴水肿

主要针对乳腺癌根治术后的患者，也包括其他恶性肿瘤、非恶性肿瘤，如副乳切除手术后的患者。预防重点包括以下几点。

① 避免用手术侧肢体提拎重物。
② 避免做剧烈的体育锻炼。
③ 避免在患侧上肢静脉注射。
④ 避免在患侧上肢测血压。
⑤ 避免患侧上肢做重复性多的劳动，如拖地板、搓衣物、切菜。
⑥ 避免暴露在严寒和酷暑中。
⑦ 避免穿着过紧的内衣、外衣，佩戴过紧的手表、首饰。
⑧ 保护患侧上肢皮肤和指甲，避免蚊虫叮咬、刀割伤、刺伤。
⑨ 提高机体抵抗力，避免过度疲劳。
⑩ 长途旅行时，建议戴弹性手臂套。
⑪ 一旦发生水肿，立即到专科医疗机构就医。
⑫ 一旦发生皮肤感染，立即就医并尽早使用抗生素。
⑬ 均衡饮食，保持适宜的体重。

# 第二节　乳腺癌淋巴水肿的康复管理

### 一、乳腺癌淋巴水肿的CDT治疗

#### 1. 什么是CDT治疗？

目前国际上应用最广、疗效最为肯定的是淋巴水肿手法引流综合消肿治疗（complete decongestive therapy，CDT）。CDT 治疗是根据淋巴系统的解剖和生理通路进行手法引流、采用低弹性绷带增加和加速淋巴管的回流，以达到软化组织、降低纤维化、缩小患肢体积的目的。CDT 治疗包括手法淋巴引流、弹性压力包扎、皮肤护理及功能锻炼四部分。

### 2. CDT治疗的优点有哪些？

（1）疗效确切　经过1个疗程的治疗，早期的水肿如凹陷性水肿能够基本消退。对于较晚期的病例，虽然组织已经出现纤维化，两个或更长疗程的治疗能够显著缩小患肢的体积，健侧肢体和患侧肢体之间的差异可减少2/3以上。

（2）与传统的手术治疗相比，手法淋巴引流不仅疗效确切，而且安全、无痛苦，避免了手术创伤、瘢痕挛缩、溃疡形成、淋巴渗漏等传统手术可能造成的并发症。由于淋巴水肿不能根治，故需要长期的治疗和呵护，因此恰当的保守治疗无疑比手术治疗更具优越性。

（3）CDT比以往的保守治疗和手术治疗的适应证要广，不仅适用于肿瘤根治后继发性的肢体淋巴水肿，同样适用于原发性肢体淋巴水肿，也可治疗小儿患者。对于某些特殊部位的淋巴水肿，如外生殖器和面部，也能起到缓解水肿和改善外形的作用。

### 3. CDT治疗的重点

CDT治疗除了手法淋巴引流，还必须结合低弹性绷带包扎、皮肤护理以及功能锻炼等系统治疗，才能达到和维持最佳的治疗效果。

## 二、乳腺癌淋巴水肿患者的自我管理

因为淋巴水肿不能根治，需要长期治疗与呵护，因此患者在接受系统CDT治疗后，即进入巩固治疗的自我管理阶段。在此阶段，需要坚持戴压力制品、做好皮肤护理、坚持功能锻炼，如能配合进行自我淋巴引流，则巩固效果更佳。

### 1. 如何正确戴压力制品？

① 请务必在穿戴压力制品之前，咨询淋巴水肿治疗师。压力制品只允许在专业人员的指导下购买和穿用。

② 如果穿上后感到疼痛或剧烈的刺激感，应立刻脱下压力制品，并联系淋巴水肿治疗师。

③ 皮肤潮湿时，在肢体上扑上一些粉，确保压力制品更轻松地穿上。

④ 穿戴压力制品时，最好带上橡胶手套。穿戴后，要用手掌向上抚并推压力制品，直到压力制品上没有皱褶。

⑤ 要想穿着更舒适，可以每天轻微调整几次袖带的位置。

⑥ 硅胶层和皮肤保湿产品可能导致肌肤敏感型患者感到皮肤刺激感。

⑦ 务必注意锋利的指甲和首饰！穿着时请小心将手指滑入袖套里，避免伤害精细的针织面料。

⑧ 药膏、皮肤保湿产品及其他环境因素都可能影响压力袖套的耐穿性和医疗功效，应在淋巴水肿治疗师指导下用药。

### 2. 如何保养压力制品？

如果压力制品保养清洗不当，不仅会影响压力治疗效果，而且会造成压力制品使用寿命的缩短。因此，淋巴水肿压力制品需要进行正确的保养。

（1）清洗时间　夏季，建议每天晚上取下后清洗，最多不超过 2 天清洗一次；其余季节，可每 2～3 天清洗一次。

（2）清洗液的选择　不要使用化学物品或普通家用清洗剂进行清洗，尤其注意不可使用碱性肥皂或其他刺激性洗液，宜选用温和的、不含荧光增白剂或织物软化剂的洗涤剂，如沐浴露、洗头液等。

（3）清洗水温　不要高于 40℃。

（4）清洗方法　建议用手轻柔洗，单独清洗；也可与同色服装一起，使用滚筒洗衣机的轻柔模式清洗。

（5）晾干方法　不要将浸水后的压力制品放在毛巾上晾干，更不可暴晒或放在暖气上。宜放在通风处晾干，也可使用滚筒烘干机的轻柔模式烘干。

（6）清洗后　将压力袜拉平、成型。特别注意不能熨烫，不适合干洗。

### 3. 皮肤护理

淋巴水肿最常见的并发症有蜂窝织炎及丹毒。因此做好日常皮肤护理，保持皮肤清洁与完整，对于淋巴水肿患者尤为重要。

① 使用中性沐浴液、中性肥皂替代品；护肤选择湿润剂，如乳剂、霜剂和软膏。一般说来，软膏含少量水分或不含水分，保湿作用优于霜剂，霜剂的保湿作用又优于乳剂。

② 清洗或洗澡后彻底轻柔蘸干皮肤，尤其是皮肤皱褶区及指甲缝，注意保持皮肤干燥。避免水肿部位皮肤直接暴露于阳光下。自我检查皮肤有无裂缝、真菌感染或皮疹等，发现有任何皮肤感染的迹象如发热、发冷、发红、发热等，需及时就医。

③ 坚持穿全棉、柔软、干净的内衣和袜子。

### 4. 淋巴水肿的功能锻炼

（1）锻炼要点有哪些？

① 在没有治疗的情况下不主张做剧烈的体育锻炼。只有在采用规范的弹性绷带包扎的情况下，才能进行适当的锻炼。

② 原则上先做较轻的活动，逐渐增加活动量，有的可以在床上进行，有的在站立时操练。行走、做操、不剧烈的舞蹈都可列为锻炼的项目，注意遵循灵活、适度、循序渐进的原则。

（2）上肢淋巴水肿如何进行功能锻炼

具体步骤如下。

第一节为手指运动：手指伸展，五指张开，从拇指依次逐个放于手心，直至小指；五指全部握成拳头状后，再伸展五指。

第二节为拳腕运动：手持握力器，用力将握力器握在手心，再松开；同时向内旋转手腕，再向外旋转手腕，还原。

第三节为前臂运动：站立，两臂自然下垂，双手合十；指尖向前，与原先方向垂直呈90°，还原，使前臂外旋；指尖向后（近身体侧），与原先方向垂直呈90°，还原，使前臂内旋；右手借助推力将左手以腕关节为支点尽量下压，还原，同法左手压右手。

第四节为站立，两臂自然下垂，上臂向前45°（与躯干的角度），然后向后30°（与躯干的角度），远离身体侧45°，还原。

第五节为扩胸运动：站立，两臂自然下垂；将手臂垂直摆于胸前，手掌、前臂、肘关节内侧均并拢；分开，向两边侧平举扩胸至身体两侧，同时前臂旋转90°；重复此动作，还原。

第六节为肩部运动：肩部放松，双肩部上抬，坚持10s，双肩部后拉伸，坚持10s，双肩部向前、向后各转动10次。

第七节为摆臂运动：站立或坐位，两臂自然下垂；将绳索悬挂于支架上，两手握住两端；两手轮流向下拉动绳索，另一只手被动向上。重复此动作，还原。摆臂运动需要的绳索可利用家中的晾衣架配合光滑的绳索等物件，也可借助生活小区内健身器材中的上肢牵引训练器辅助完成该动作。

（3）上肢淋巴水肿功能锻炼的注意事项

① 每节4个8拍，时间15～20min。同步胸式呼吸为主，频率为15次/分，默数4s完成一个呼吸节奏。

② 健侧和患侧肢体要同时锻炼，患者必须在穿戴压力手套或使用压力绷带的情况下进行锻炼，否则锻炼后患肢的水肿可能加重。发现异常及时停止和报告。


## 5. 淋巴水肿的营养

营养指导目前并无针对淋巴水肿患者的特殊饮食指南，根据《中国居民膳食营养指南》推荐，注意均衡营养、保证理想体重最为重要。

① 肥胖可影响淋巴管的生成与发育，引起结构损伤，使淋巴管通透性增加，从而影响淋巴液的生成与转运。因此，避免肥胖、保持理想体重非常重要。

② 淋巴水肿并无特殊饮食要点，但多数营养学家推荐低盐、低脂肪、高纤维饮食，这与《中国居民膳食营养指南》健康饮食要点是一致的。

③ 减少蛋白质摄入并不会减少水肿液中蛋白质的成分，还可能造成严重的健康问题，因此需保证饮食中蛋白质的正常摄入。

第十章 ▶▶

# 乳腺癌常见症状的应对

通常患者和家属都会有疑问，乳腺癌会给人体带来哪些不适症状呢？局部肿块、溃烂、疼痛、恶心呕吐、食欲减退、便秘、发热、口腔溃疡、淋巴水肿、抑郁、焦虑、失眠等。除了针对肿瘤本身的抗癌治疗之外，尽力改善乳腺癌患者的这些不适症状，也是肿瘤治疗的关键，可以减轻患者和家属的痛苦，使患者舒适，提高生活质量。我们将对疼痛和情绪调理两大症状另设章节详细指导。

## 第一节 癌性发热

发热一般指腋下体温超过 37.5℃。癌性发热是恶性肿瘤患者的常见症状之一，但乳腺癌患者以癌性发热为首发症状少见，多因为转移、合并感染、压迫所引起。

### 一、癌性发热的种类和特点

1. 癌性发热的种类有哪些？

（1）肿瘤性发热　多与肿瘤自身坏死或分泌致热原以及免疫反应形成致热原有关，大多为温度高低波动较大（超过 2℃）和不规则热，应用抗生素无效；除血液系统肿瘤外，血象检查一般正常，可有轻度白细胞升高或者贫血。放疗、化疗本身造成的肿瘤组织坏死吸收，联合化疗或其他免疫增强药等可使发热加重。

（2）药物性发热　体温升高与用药有着显著的相关性；通常与机体的高敏感性反应和患者体质的特异性反应有关。

（3）医源性发热　多见于输血、侵袭性操作引起的发热。

（4）肿瘤合并感染引起的发热　由癌灶及周围组织合并感染或癌组织阻塞空腔器官使之引流不畅；血象下降、免疫功能减退也易合并病毒或细菌感染而引起发热；肿瘤患者营养不良、过度消耗、致使体温调节中枢失去平衡等，都会引起发热。

### 2. 癌性发热特点有哪些?

（1）无合并感染时血常规检查一般无异常　癌性发热，即使是高热，有时血常规检测也无异常表现，而大多数疾病的发热均伴有白细胞升高和血沉加快。

（2）低热持续时间长　癌性发热可达数周以上。多见于午后或夜间发热，发热前无畏冷、寒战。发热体温一般在 37.5～38.5℃，伴有感染时可出现连续高热，感染消除后仍会持续低热。

（3）抗生素使用无效　癌性发热使用抗生素后热度不退，但应用化疗药物治疗后，可使发热（尤其是高热）减退。

（4）发热可为首发症状。

## 二、癌性发热的应对要点

### 1. 饮食指导

遵医嘱给予高热量、高蛋白质、高维生素、低脂肪、易消化的流质或半流质饮食，病情许可时鼓励多饮水，每日液体摄入量不少于 3000mL，必要时记录。

发热后出现口干舌燥，应该多食西瓜、生梨、甜橙等水果，补充水分。也可用鲜梨、鲜荸荠、鲜苇根、鲜麦冬、鲜藕榨汁后饮用，中医名为五汁饮，具有生津润燥的作用。长期发热导致纳差、乏力、脾虚气滞，可用生山药、生米仁、大枣、粳米煮粥食用，有健脾益气和胃之效。

### 2. 注意口腔卫生

口腔护理一天 2 次，进食前后应漱口。口唇干燥者可涂液状石蜡，有疱疹者根据医嘱给予抗生素或抗病毒软膏。

### 3. 高热护理

随时更换浸湿的被褥、衣裤，预防受凉。体温在 39℃ 以上者，应遵医嘱物理降温，如冰袋冷敷、酒精擦浴（血小板减少者注意有无禁忌）、温水擦浴、按摩，也可以选择中医针灸穴位。

### 4. 观察病情

家属和患者密切观察发热规律、特点及伴随症状，定时测量体温，一般高热患者每 4h 测量 1 次，待体温恢复正常 3 天后改为每日 2 次，首次体温升高需报告医生。有时，医生会要求高热时留取血标本做各类细菌培养。在患者大量出汗或退热时，注意有无虚脱现象。高热惊厥、抽搐者，需要就医对症处理，并加用床栏，适当约束四肢，以防坠床。

### 5. 心理调节

患者保持心情愉快，处于接受治疗最佳状态。

### 6. 试停药物

在医生指导下停用可疑药物，若停药后体温在 24～48h 内恢复正常，则强烈提示为药物热。若再次用药后又出现发热则可确诊。

### 7. 适量活动与休息

高热期绝对卧床，体温恢复正常后逐渐增加活动量，以减少能量消耗，利于机体康复。

# 第二节　常见胃肠道症状及应对

乳腺癌患者在麻醉、化疗后经常会伴有恶心、呕吐等不适，影响患者食欲甚至营养，一般需要报告医护人员及时处理。恶心是一种上腹部的特殊不适，常为呕吐的前驱感觉，可单独出现，自行终止，也可为干呕；常伴有头晕、流涎、脉搏缓慢、血压降低等迷走神经兴奋症状。呕吐是指胃内容物或部分小肠内容物，通过胃的强力收缩使之经口排出的病理生理反射。恶心与呕吐可相互伴随，也可单独存在。

引起胃肠道反应的化疗药物主要有顺铂、卡铂等。胃肠道反应是化疗药物常见不良反应之一，放疗期间也可以出现胃肠道症状。

## 一、常见胃肠道症状

常见的有恶心呕吐、食欲缺乏、腹胀、便秘、腹痛、腹泻等。

## 二、常见胃肠道症状的应对方法

### 1. 食欲缺乏

食欲缺乏在胃肠道症状中占第一位。食物摄入量减少，导致体力不足、患者免疫力降低，容易引起或加重感染。经常变换烹调方式，注意色、香、味的调配以增加患者的食欲，以清淡食物为主，避免浓厚的调味品及煎炸、油腻食物。并鼓励患者在进餐前做适当的活动或用少许开胃食物、饮料，如酸梅汤、果汁等，必要时给予促消化的药物，以增加食欲。

2. 恶心、呕吐

恶心、呕吐在消化道反应中位列第二，不仅直接影响患者的生活质量，而且还影响化疗等治疗的顺利实施，严重时可导致脱水、电解质失衡甚至衰竭等。

（1）病情观察　恶心呕吐最常见于化疗，也可以见于放疗。持续性呕吐伴腹胀、腹痛多见于肠梗阻，喷射性呕吐见于脑转移。注意观察尿量颜色变化，有异常及时报告医务人员。

（2）止吐药物的使用　医生会根据化疗方案导致呕吐的强度选择不同的止吐方案，对高致吐的化疗药物例如顺铂，会使用三联或四联止吐方案，医生和护士会做好安排，遵医嘱按时给药，不用担心。采用针灸及指压内关、足三里、天枢等可减轻症状。

（3）减少不良刺激　避免污物、药物、气味（油烟味、香烟味、香水味）的刺激，避免过甜、油腻、过冷、过热或辛辣刺激食物。

（4）停止进食只会令恶心的情况更严重，应细嚼慢咽、少食多餐，选择适合口味的食物。偏酸、稍咸的食物及少许碳酸饮料可以缓解恶心，但腹胀时应避免使用。

（5）食物选择　可在食物中加姜汁或喝些陈皮茶；还可选用健脾和胃、助消化的食物和药物，如淮山药、薏米、山楂、多酶片、黄芪、党参等；出现黏膜损伤、吞咽困难时选用易消化、易咀嚼的食物，如各种菜肉粥、龙须面、馄饨、菜泥、汤类等。补充足够的水分，如果汁或煮过 5min 的菜汁比较好，既能降低恶心呕吐的症状，又可补充由于呕吐丢失的水分和电解质。

（6）恶心呕吐的应对要点

① 注射化疗药前吃易消化的食物，尽量多吃流质食物如汤、粥等。化疗后可分几次进食、少食多餐。慢慢进食，细嚼慢咽，有助于消化。每次喝少量清水或果汁，尽量多补充水分。适量吃一些成分简单且容易消化的食物，如烤面包、苏打饼干等。

② 感到恶心时可用口深呼吸。尝试改变饮食习惯，趁恶心感觉消退或觉得饿时立刻进食。

③ 起床后觉得饿的话，不妨把早餐当做主餐，下午和晚上则吃粥或粉、面等。总之要多尝试，寻找最适合自己的进食方式。

（7）保持口腔卫生　餐后、睡前要漱口，去除口腔异味，增进舒适感。可采用松弛疗法分散注意力，如听音乐、看电影、聊天、散步等。

（8）呕吐时的处理　保持舒适的体位，发生呕吐时取侧卧位或头偏向一侧，以防窒息；呕吐后及时漱口，适当进食有利于减少恶心呕吐症状的食物，已经发生呕吐的可在呕吐间歇期进食。

（9）恶心的处理　放松肌肉、缓解心情及进行瑜伽的冥想。在空间好的环境下进行深呼吸、冷毛巾敷脸、衣着宽松、闻新鲜的柠檬清香或服少许柠檬水。

（10）心理支持　当您出现恶心呕吐时，可寻求医务人员及家属的帮助，说出自己的心理感受，了解治疗及药物相关知识，学习怎样应对。

### 3. 腹泻

腹泻是一种常见症状，是指排便次数明显超过平日习惯的频率，粪质稀薄，水分增加，每日排便量多，或含未消化食物、脓血或黏液。腹泻常伴有排便急迫感、肛门不适或失禁等症状。乳腺癌一般不直接引起腹泻，一般为化疗、放疗的不良反应。

（1）饮食调理　患者腹泻时，宜进少渣、低纤维清淡饮食，减少油腻、难消化及刺激性的食物，适当多饮水。记录排便情况。避免吃易产气的食物如豆类、洋白菜、碳酸饮料、带皮带籽的水果。可饮清汤、吃烤面包或饼干等。

腹泻初期不严重可尝试在家服药，饮糖盐温开水补充水分；腹泻严重的患者需要暂时禁食。严重腹泻可导致脱水，必须入院治疗。腹泻减轻后，由流质、半流质慢慢过渡到正常饮食。且需要尽快恢复均衡饮食。

（2）观察病情　注意大便的颜色、次数和性质，如有异常需要就医留标本送验。注意小便的颜色和量，颜色深、尿量少需要喝足量糖盐温开水，防止机体脱水。密切观察有无腹痛，警惕其他异常如肠出血和穿孔。

（3）保持会阴部清洁，每次便后用温水洗净，轻轻蘸干，必要时肛周涂氧化锌软膏，防止局部皮肤损伤。

（4）重度腹泻导致脱水或病情恶化者遵医嘱暂停化疗用药或放疗，并予静脉补液。

### 4. 腹胀与便秘

乳腺癌较少出现腹胀与便秘症状。便秘主要是指排便次数减少、粪便量减少、粪便干结及排便费力等，一般2～3天或更长时间排便1次（或每周＜3次）。便秘常常导致腹胀。上述症状同时存在2种以上时，可诊断为症状性便秘。便秘通常以排便频率减少为主。

（1）便秘的原因　肿瘤治疗期间，某些化疗药物如长春新碱、镇痛药的使用，尤其是某些止吐药的应用，使肠蠕动减慢，从而导致便秘。术后活动量减少，卧床时间延长，胃肠蠕动减慢，摄入食物及水分减少，肠内容物不足以刺激正常蠕动以及脱水等情况都会导致便秘。如果结肠内有肿瘤导致肠腔狭窄或部分梗阻阻断了粪便通过，也会产生便秘。肠梗阻伴腹痛是急症，引起便秘的治疗方案是截然不同的，必须立刻就诊。也有忽视排便信号没有及时排便而引起便秘的。

（2）导致胀气的因素　便秘通常伴随着腹胀，另外食用口香糖、摄入液体量不足、饮用含碳酸或气泡饮料、活动量不足、张嘴咀嚼食物、便秘、进食太多高纤维食物、吃糖果、饮用含酒精饮品如麦芽糖醇、甘露醇和木糖醇的饮料，可引起胀气。可能引起胀气的食物有玉米、白薯、鱼类、蛋类、豆类、牛奶、重奶酪、坚果、啤酒、瓜类、菌类、苹果、苹果汁、甘蓝、菜花、豆角、菠菜、辣椒、芦笋、咸菜、洋葱、韭菜、葱、芥末、辛辣食物等。

（3）腹胀与便秘的应对要点

① 每天尽量定时进餐、固定时间排便：在平时的排便时间前 30min 喝一杯热饮。无论有无便意每日按时如厕。卧床患者应协助放好便器，抬高床头和膝部，注意保护患者的隐私。必要时软化大便。

② 增加膳食纤维摄入：膳食纤维通过三个途径缓解便秘。a. 纤维本身增加粪便的重量；b. 纤维保留水分，增加了粪便重量使其软化；c. 纤维经肠道细菌发酵，增加了粪便中的有益细菌。喝汤是补充液体和纤维的好方法。如果在这方面需要帮助，可咨询营养师。富含膳食纤维的食物如全麦面包和麦片、水果和蔬菜、爆米花和干豆类。早餐最好喝一杯热水，再加上一种纤维含量高的食物。做菜时多加入些切碎的蔬菜。煮饭时加入适量燕麦或麦麸。面包和麦片要吃全麦的。

③ 增加液体摄入：每天摄入 2000mL 液体，不能一次性达到量的可逐渐增加饮水量来达到目标量。只增加膳食纤维而不增加水分会使便秘更严重。可以尝试白开水、果汁、蔬菜汁、淡茶、柠檬水等。热饮有助于刺激肠道运动。

④ 使用通便药：必须在医生指导下进行。

a. 刺激性泻药主要有中药番泻叶、大黄等复方制剂，西药则主要是酚酞和比沙可啶等。多用于慢性便秘。

b. 微生态制剂：如双歧杆菌、乳酸杆菌等。

c. 润滑性泻药：此类药物具有软化粪便、润滑肠壁的作用而使粪便易排出。主要有液状石蜡、甘油、多库酯钠等口服药及开塞露等直肠用药。

d. 容积性泻药：此类药物不被吸收，如甲基纤维素、欧车前、聚卡波菲等。

e. 其他药物：以 5-羟色胺-4 受体部分激动药替加色罗的疗效最好。莫沙比利是目前仍应用于临床的促动力药。

⑤ 增加活动量：鼓励患者劳逸结合，在身体感觉舒适的情况下尽可能下床活动；正确训练盆底肌肉收缩，促进排便；卧床患者也应指导其进行床上运动。

⑥ 伴有肠梗阻：如果便秘是肿瘤组织阻塞导致的，必须遵医嘱进低膳食纤维或低残渣膳食，不能进食高纤维膳食。是否限制膳食纤维摄入要依据肿瘤大小及位置而有所变化。含纤维饮食禁忌如下。

a. 极低量纤维膳食，即禁食所有全谷物、水果、蔬菜、坚果、籽类和豆类。可饮用果汁（李子汁除外）。

b. 仅能进食流食，禁固体食物。

c. 排便不出伴有腹痛、腹胀时必须去医院就诊。有肠梗阻的患者必须遵医嘱禁食或者进食。完全肠梗阻患者必须紧急就诊，饮食、饮水严格遵照医生的建议。需要肠外营养。

⑦ 预防肛裂：便秘患者易发生肛裂，乳腺癌患者化疗后抗感染能力明显下降，

一旦出现肛裂易引起肛周感染，严重者细菌从局部破损处入血导致菌血症等严重情况，这不但增加了患者的痛苦，还给治疗带来了极大的影响，因此，保持大便通畅对每位接受化疗的乳腺癌患者都十分重要。

# 第三节　化学性静脉炎与静脉血栓栓塞的预防与应对

静脉输注化疗药物是治疗恶性肿瘤的重要手段之一，而化学性静脉炎是临床上化疗药物静脉注射的常见并发症。乳腺癌化疗时由于静脉内长期输入高浓度、高刺激性的药物而引起化学性局部炎症，不仅增加了患者的痛苦及经济负担，还可能影响治疗的顺利进行。近些年由于推广深静脉、中心静脉给药，化学性静脉炎有所减少。

## 一、化学性静脉炎

1. 化学性静脉炎是怎么形成的？

（1）药物因素　化疗药物具有严重的毒性和刺激性，可直接破坏组织细胞DNA，导致细胞坏死并形成慢性损伤的过程，还可以引起血管pH值的改变，干扰血管内膜的正常代谢和功能，从而导致静脉炎。

（2）血管因素

① 静脉管径越小发生静脉炎的概率越高，出现反应的时间越早。因为血管越小管腔越小，血流量越少，管壁更薄，血管内滞留的血药浓度增高，受损伤血管的自我修复能力越差。

② 关节处如腕关节、肘关节等部位穿刺，静脉炎的发生率比较高。这与关节处易活动、血管壁易损伤有关。

③ 远端发生静脉炎的概率高于近端，下肢高于上肢。因为下肢静脉瓣多，远端血流回流缓慢，血液在血管内滞留易形成静脉炎。

（3）其他　当输入液体温度过低、药液输注过快，使输注局部血药浓度升高，可导致静脉炎。年龄>60岁、患有糖尿病、现有感染、免疫缺陷、全身营养状况差等，这些患者发生静脉炎的风险较高。

2. 化学性静脉炎有哪些常见症状？

常见症状有局部静脉红肿、疼痛，触及条索状静脉或有硬结、有压痛，周围皮肤充血、红肿，一般持续1～2周，而后逐渐消退，疼痛缓解，色素沉着呈树枝状、条索状改变，严重时发生静脉闭塞。

**3. 预防静脉炎方法有哪些?**

① 听从医务人员建议,选择合适的输液工具与穿刺部位;尽量使用深静脉导管输注化疗药物,如 PICC 等。

② 输液过程中发现穿刺部位红肿或疼痛,立即告知医务人员处理。

③ 输入刺激性强的药物(如化疗药、氨基酸、脂肪乳等)后避免热敷,应给予冷敷,或以马铃薯切薄片予以覆盖,预防静脉炎。

**4. 静脉炎的应对措施有哪些?**

① 发生静脉炎,如为外周静脉留置针应拔除,更换穿刺部位。发炎部位可涂赛肤润,每天 3~4 次;也可将马铃薯切成薄片敷于患处,变黑则更换,每次 20min,一天 4 次。

② 抬高患肢,促进血液循环,促进静脉自我修复,禁止静脉及其周围按摩。

③ 遵医嘱涂抹喜辽妥软膏,有刺激受损组织再生的功能,可缓解疼痛和压迫感,减轻水肿和血肿,对静脉炎治疗效果较好。

④ 有条件时遵医嘱照射红外线,每日 2 次,每次 20~30min。

## 二、静脉血栓栓塞

**1. 什么是静脉血栓栓塞?**

静脉血栓栓塞是指血液在静脉内不正常地凝结,使血管完全或不完全阻塞,属静脉回流障碍性疾病,包括深静脉血栓形成和肺栓塞,以下肢深静脉血栓形成最为常见。抗凝治疗是主要的治疗措施,严重者可手术取栓。

**2. 静脉血栓栓塞的高危因素有哪些?**

① 静脉血流缓慢如瘫痪、手术麻醉、长期卧床、术中使用止血带等。

② 化学性损伤如静脉内注射各种刺激性溶液或高渗溶液。

③ 机械性损伤如静脉局部挫伤、撕裂伤或骨折碎片创伤。

④ 感染性损伤血管壁。

⑤ 血液高凝状态,相关因素有手术、外伤、输血、肿瘤等。

**3. 肿瘤患者为什么会增加静脉血栓栓塞发生的概率?**

① 肿瘤细胞可以促使单核细胞或者巨噬细胞释放细胞因子,使血管内皮坏死及脱落,使血管表面发生有利于血栓形成的变化。其他如肿瘤压迫等。

② 癌症可导致释放促进血液凝集的成分,使血液成分发生改变,呈现出高凝的状态。

③ 肿瘤患者因治疗需要的深静脉导管如 PICC 等，刺激血管内壁，可诱发血栓形成。

### 4. 怎样观察是否发生静脉血栓栓塞？

（1）导管相关性静脉血栓　出现时肢体末端、肩膀、颈部或胸部出现疼痛、水肿、肢体皮肤发红、皮肤温度增高、臂围增粗，或者伴有相应部位的外周静脉怒张、活动受限。

（2）下肢深静脉血栓　患肢肿胀是下肢静脉血栓形成后最常见的症状。急性期患肢组织张力高，呈非凹陷性水肿。皮色泛红，皮温较健侧高。肿胀严重时，皮肤可出现水疱、疼痛、压痛和低热、浅静脉曲张。股青肿是下肢静脉血栓中最严重的表现，表现为剧烈疼痛，患肢皮肤颜色青紫、发亮，伴有水疱或血疱，皮温冷。患者全身反应强烈，伴有高热、神志淡漠，有时出现休克表现。

### 5. 如何预防静脉血栓栓塞的发生？

① 置管后，固定置管弹力绷带松紧适宜，次日去除弹力绷带。血栓易发于置管 1 周左右，观察穿刺点有无红肿、疼痛，比较置管前后臂围及对侧的变化。如果血液呈高凝状态，置管后遵医嘱预防性给予抗凝治疗。

② 不宜久坐、久站，坐姿 1h 就应该起立拉伸活动；需要长期卧床的人群，要经常主动进行肢体运动、改变姿势。未发生血栓时可以按摩下肢。鞋袜松紧适宜，不宜过紧。

③ 晚上睡觉前和早晨起床时喝杯白开水；每天饮水 2000mL 左右，有利于血液循环，降低血液黏稠度。

④ 戒烟，防止烟草中尼古丁刺激引起血管收缩。

⑤ 预防便秘。

### 6. 静脉血栓栓塞的应对措施有哪些？

① 绝对卧床休息，患肢制动，抬高患肢，高于心脏平面 20～30cm。禁止按摩、热敷、理疗，禁止剧烈运动，避免用力排便，以免血栓脱落而危及生命。

② 密切观察患肢疼痛的时间、部位、程度，皮肤温度、色泽和感觉，肿胀的程度；固定比较并记录患肢不同平面的周径，以便进行对比。

③ 饮食宜低脂、粗纤维、清淡、易消化，多饮水，保持大便通畅。

④ 遵医嘱予以溶栓治疗。

⑤ 患者发生肺动脉栓塞后应立即平卧，避免深呼吸、咳嗽及剧烈翻动，同时给予高浓度氧气吸入，并报告医务人员，配合抢救。

# 第四节　药物外渗

药物外渗是指在静脉输注药物过程中，腐蚀性、细胞毒药液进入血管管腔以外的周围组织。轻者会导致局部组织出现红肿、疼痛现象，严重者出现局部皮肤组织坏死，甚至出现神经肌肉关节受损，引起组织功能障碍。

## 一、原因

### 1. 什么是化学药液外渗？

主要由于药物渗透压、pH 值偏高和细胞毒性导致的。输液速度过快，如静脉推注、加压输液等。老年人、糖尿病及其他动脉硬化导致药物造成局部静脉内压增高。

### 2. 按外渗引起的局部组织损害程度，化疗药物可分为哪些？

（1）腐蚀性化疗药　外渗后可引起局部组织发热、溃疡、坏死。如多柔比星、表柔比星、柔红霉素以及长春新碱、长春瑞滨等。

（2）刺激性化疗药　能引起注射部位疼痛，可有局部炎症反应、静脉炎以及局部过敏反应。如依托泊苷、紫杉醇、博来霉素、顺铂和氟尿嘧啶等。

（3）非刺激性化疗药　对局部组织不会造成溃疡、坏死等不良反应。

## 二、临床表现

### 1. 化疗药物外渗的临床表现有哪些？

腐蚀性化疗药物外渗后，局部皮肤可即刻出现大小不等的红斑、肿胀、硬结甚至水疱，伴有疼痛或剧烈的烧灼样疼痛。严重者局部皮肤可发生坏死，形成慢性溃疡，可持续数周或数月，病灶可不断扩大累及筋膜、肌肉、韧带、骨骼及神经，导致局部组织剧烈疼痛等。

### 2. 药物外渗发生组织损伤的时间差异

蒽环类、氮芥和长春碱类药物引起的损伤呈慢性过程。如蒽环类药物外渗 7～10 天后出现红斑、发热和疼痛，可发展成溃疡，2～3 个月溃疡增大，不能自愈。

### 三、预防措施

（1）一般宜选择深静脉置管如用 PICC 给药。

（2）使用外周静脉通路如静脉留置针给药时应注意以下几点。

① 穿刺成功后妥善固定导管，避免脱出。必要时宜使用弹力网状绷带。

② 选择最佳穿刺部位，手背和腕部富有细小的肌腱和韧带，药液一旦外渗导致的损伤很难处理，宜选择前臂大静脉，切勿在靠近肌腱、韧带及关节处穿刺，以防药液外渗造成局部功能损伤。避免 24h 内在同一静脉处重复穿刺给药。

③ 静脉留置针进行化疗药物输注期间不能常规留置 3～4 天，建议当天撤除。

④ 穿刺部位上方衣物不宜过紧，避免静脉内压力过高。

⑤ 如果同时输入多种药物，应先注入非刺激性药物，输液速度适当。

⑥ 外周静脉输注强刺激性药物后充分冲洗管道后再拔针。

⑦ 输注过程中如有疼痛、局部隆起、肿胀应立即报告护士。

### 四、处理

（1）输注部位不适、疼痛、烧灼感、输液速度慢而滴不进去，即使没有发现肉眼可见的肿胀，也应立即停止输液，查找原因。

（2）及时报告医生并详细记录外渗情况。必要时遵医嘱做环形封闭。抬高患肢 48h，减轻水肿。根据药物性质采取局部间断冷敷或热敷 6～12h，热敷时避免烫伤。奥沙利铂类药物禁止冰敷。长春新碱类药物建议热敷。

（3）立刻遵医嘱使用相应的解毒药，皮下注射解毒药时先拔出针头。

（4）保持水疱完整性，避免摩擦和热敷；直径大于 2cm 的水疱应报告医护人员处理，水疱的边缘穿刺抽吸，使皮肤贴附，保留表皮。

# 第五节　凝血功能障碍

凝血功能障碍是指血液中凝血因子缺乏或功能异常所致的出血性疾病。在医学上，血液自心、血管腔等流出脉管系统外，称为出血。流出的血液逸入体腔或组织内者，称为内出血；血液流出体外称为外出血。

### 一、出血的病因

① 乳腺癌组织浸润性生长，侵犯了肿瘤周围的毛细血管致使血管破裂出血。或

者生长过度，血供不足，营养不良，发生自身坏死溃破而出血。

② 放射治疗损伤了血管管壁，使血管壁纤维化，通透性增加，造成渗血和溢血。

③ 放疗、化疗以后，骨髓造血功能受到抑制，血小板生成减少；或者放疗、化疗损害了肝功能，在肝脏合成的凝血因子量减少，都会造成出血。

④ 乳腺癌患者的血液处于高凝状态，要消耗掉大量的血小板和凝血物质，也会造成出血或加剧出血倾向。

### 二、黏膜出血的观察及应对方法

观察鼻腔分泌物、呕吐物、痰等有无血丝或红色、黑褐色等颜色改变。观察尿液、粪便有无颜色的改变，观察皮肤有无淤青等，发现异常及时就医。

有出血时，应立即就医，遵医嘱及时止血处理。

① 一旦发现出血征象，医护人员应及时停止任何诱发出血的药物，尽量避免肌内注射，采取相应的止血措施。注射后拔针时都要按压4～5min，移开棉签无继续出血方可停止按压。

② 咯血或上消化道大出血时，应防止窒息。仰卧时头偏向一侧。需要保证呼吸道通畅，必要时需要用吸引器抽吸，将血液吸出，预防窒息。

③ 注意保持镇静，不要慌乱，及时咳出或吐出出血液体。

④ 紧急就医，配合医护人员进行紧急止血等治疗。

# 第十一章

# 告知他人患乳腺癌的语言技巧

　　诊断出乳腺癌后，不知道该如何告知爱人、孩子、其他亲人、朋友和同事，也不知道该如何应对各种各样的沟通场景。在肿瘤科经常看到这样的现象：最先知道诊断乳腺癌的家属内心是崩溃的，这个痛苦又找不到合适的宣泄机会，看见患者强作冷静或强颜欢笑，背着患者伤心流泪，反反复复找到主管的医生护士，并请求医护人员："千万不要把病情告诉患者，有什么事和我说"。很多家属要求对患者病情保密，担心患者知道后接受不了。还有，如果最先知道诊断乳腺癌的人是患者本人，患者会不断质疑检查结果的准确性，找不同的医院、不同的医生、不断地搜索网站查阅咨询。也有要求对家属保密的，其中年老的患者要求对儿女保密，担心增加儿女的负担；而年轻的患者更多的是要求对其他亲人、朋友、单位同事保密。

## 第一节　告知家人患病信息

### 一、告知他人患乳腺癌的信息

#### 1. 不能承受的重担，保密患病信息

　　得知家人患上乳腺癌后，很多人的第一个反应是不要告诉患者，担心患者无法面对事实。但是不告诉患者实情，家人便得隐瞒事实。对自己的家人保守秘密，极不容易。加上心怀秘密，与家人的交流就不能畅所欲言，因为担心会说错话；有时会感到局促不安，使得患者感觉孤立，反而更为惊恐。即使无人对患者透露实情，患者也可能会对诊断结果产生怀疑。

　　有不少例子证实，有了良好的沟通与应对，患乳腺癌时患难与共，能将人与人之间的关系拉近，大家共同面对困境，反而使彼此的感情更深厚。当然，患乳腺癌时也有身边的一些人离他而去，这是因为他们之间的关系早已存在问题。

### 2. 患乳腺癌后告诉家人和朋友的好处有哪些？

让别人知道您的悲伤、焦虑、愤怒或其他情绪困扰对您的心理健康是有益的。

亲友能给予适当支持，让您感觉抗癌路上不孤单。让亲友在治疗期间照顾您，减轻生活压力。亲友能帮助您面对不确定的未来，由亲友陪同见医生，除了能给予心理支持外，亦可增加对病情的理解，以便做出最好的决策。亲友能帮助理清思路，在这个过程中，从中解开心结，如释重负，更有信心面对治疗。把心中的疑虑告诉亲友，有助于您分析想法，消除缠绕心中挥之不去的负面情绪。见图 11-1。

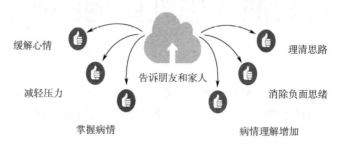

缓解心情　　　理清思路

告诉朋友和家人

减轻压力　　　消除负面思绪

掌握病情　　　病情理解增加

图 11-1　患癌后告诉家人和朋友的好处

## 二、与亲友沟通的注意要点

注意并非每个人都是理想的倾诉对象，有些人可能不太愿意跟您谈及病情，而某些亲友的响应也可能会令您感到不舒服，所以您要懂得选择能够给您力量和支持的交谈对象；对于不能分享病情的亲友，您可以跟他们闲话家常。

当您只想享受跟朋友共处的时光而不想谈及病情时，您可以直接告诉他们，希望适当的时候讨论病情。

## 三、应该告知的对象与内容

乳腺癌本身或治疗导致的各种变化也会影响您的情绪，大多数人在遇到这种情况时都需要和别人交谈。让别人参与并了解您的病情，这能帮您减轻负担。而现实生活中，父母亲基于保护年幼孩子，选择不告诉他们。下面就来看一看。

### 1. 决定告诉谁

告诉配偶、子女、父母、知己、亲戚、同事、其他朋友？人们通常首先告诉他们的配偶或伴侣，然后告诉其他家庭成员和好友。同样重要的是要告诉您的孩子。对很多人来讲，除了配偶，也许选择亲近的一两个知己进行深度沟通是一个好的选择。这可能是您本来就很亲密的朋友或同学，甚至可能是在开始治疗后认识的同病相怜的患者。核心的要求是他/她能够真正地理解您、很好地倾听您的想法并且支持您，让您觉得自己不是在独自面对乳腺癌。

### 2. 分享哪些内容

交谈过程中考虑一下您想分享多少信息、分享到哪个程度。您可能想解释一下您患的是哪种类型的乳腺癌，您可能需要接受哪些治疗，以及您的预后。当您和别人交谈时，您可能想写下讨论的问题，这样您就可以咨询医生这些问题。如果不知道该说什么，倾听就好。

# 第二节　告知不同亲人的方法

## 一、告知孩子

由于小朋友的心智发展阶段、理解能力及情绪反应不一，家长对小朋友需给予不同的照顾。家庭成员更要多了解小朋友的感受，帮助他们面对及适应家中各种变化。

### 1. 告知不同年龄的孩子

（1）告知年幼孩子　年龄较小的孩子，并不能完全明白乳腺癌的各种问题，但他们已有能力分辨身体是否健康或生病。故爸妈可以告诉孩子自己患上了"乳腺癌"，并应该采用正确的疾病名称，这是帮助孩子明白乳腺癌及了解父母患上乳腺癌后身体状况的第一步。而年龄稍长的孩子在观察、语言、逻辑分析等各方面能力较强，可明白较复杂的情况。无论子女年龄多大，都要耐心地告诉他们，父母生病并不是因为他们不乖、做错事，以免他们自责。

（2）告知青春期孩子　青春期的子女理解能力高，当他们提出问题时，家长应坦率地解答，以免他们对乳腺癌有误解，而选择逃避现实。大部分青春期的子女会较喜欢与同辈沟通，不愿意和家长沟通，不接纳或不服从家长的意见，这些都是青少年用以巩固自我的正常行为。家长应尊重他们的私人空间，同时与他们保持良好沟通。

### 2. 告知孩子的技巧

（1）告知孩子的重要性　与孩子谈论乳腺癌可能很不容易，让双方都很难过。重要的是，应该要让孩子参与，让他们了解家中发生了什么事，这对他们适应您的患病会有帮助。

与孩子谈乳腺癌时气氛虽然凝重，但是许多实例证明采取开放诚实的态度是帮助孩子最好的方式。

（2）保密使事情更糟　为了保护孩子，有些父母亲认为最好的方式是隐瞒自己的病。但事实证明在家中想要保守秘密非常不容易。调查显示知道父/母患有癌症的孩子，其焦虑程度低于那些不知道的孩子。不要担心与孩子谈论您的乳腺癌。作为照顾和了解孩子的母亲，您是最合适的人选。在详细计划和准备后，根据您对孩子的了解，找出最合适的方式与孩子谈论乳腺癌的方法。

向子女透露多少、告知方式和信息取决于他们的年龄、理解能力和成熟程度。这可能需要更多的准备。但即使是小孩，他们也能感觉到周围正在发生的事情，隐瞒只会使他们更加猜疑和不安，不要忽略他们的感受，如果您不知道病情有多严重，请告诉他们您还不知道。当然如果患者可能觉得应对乳腺癌和乳腺癌的治疗已经很累了，建议由配偶来和孩子沟通。

（3）做好告知计划　事先计划您要说什么，但是做好任何情况都可能发生的心理准备。理想的做法是，在一个大家都觉得舒服自在的地方一起宣布这个消息，然后大家一起讨论。如果情况没有按照您的计划进行，不要紧张，您还有很多的机会与孩子交谈。孩子不会因为一次的谈话造成很大的伤害。

（4）分步进行　与子女谈话时，最初只需透露一点资料，然后才逐步说出详细病情。对于年龄较小的孩子，只需简单解释您住院的理由已足够。至于 10 岁以上的孩子多数能够明白较为复杂的解释。青春期的孩子可能因此而表现烦躁。同时，孩子亦可能忧虑父母的病会遗传给自己。可多留意孩子的行为是否有变，因为这可能是他们表达内心感受的一种方式。若遇到这些情况，最好抱着开放与坦诚的态度跟儿女沟通，细心聆听他们的恐惧。好的方法可以是用自己和乳腺癌的故事向他们展示永远不要放弃希望，不放弃努力，不因为生命中的困苦而失去乐观精神，把注意力放在那些无比美好的值得感激的事物里。

（5）告知注意的细节　不要忌讳说"乳腺癌"三个字，或者用其他的字眼代替"乳腺癌"。让孩子了解乳腺癌是一种疾病。能说明的事项则说真实的情况，不要说谎。避免告知细节、财务上的困难，避免虚假的承诺等。可以通知孩子的老师以便老师注意观察孩子的情绪，随时给予孩子帮助和支持，但是注意老师需要给孩子预留一定的空间。

（6）孩子的疑问　了解诊断后，孩子会有许多的疑问，要预先仔细考虑，准备好答案。可以先问孩子："你最担心的是什么问题？"或者"你心里想的是什么？"，主动告知孩子，治疗乳腺癌会使人的身体虚弱。

## 二、告知父母亲

患上乳腺癌的时候，如果父母年迈，对于是否告知病情，不同的人有不同的选择。有些人因为乳腺癌本身恶性程度不高或查出来还是相对早期，会选择不告知年迈的父母，同时也会和亲戚和朋友达成一致不告知父母，以免引发父母不必要的担心和焦虑。

有些患者，如果父母比较年迈，乳腺癌恶性程度比较高或者查出来就是晚期，一般会想办法循序渐进地告知年迈的父母。也有一些一开始没有告知，但在乳腺癌进展或复发后，选择循序渐进地告知。这没有标准答案，每个人的价值观、家庭的情况都不一样。但是通常不建议让年迈的父母毫无征兆地面对最坏的消息。

### 三、如何告诉朋友或同事

至于工作场合，想想您是否想让您的同事知道发生了什么，以及他们需要知道多少。虽然有时您只需要告诉上级主管或人事经理，您有怎样的医疗问题，您需要请假等。但是基本上某人患上乳腺癌这件事情很快就会人人皆知，同事和熟人后来还是都会知道。很多时候还不如自己掌握主动权，告知您希望分享的信息，而不是由其他人以小道消息的形式传达。

如果您决定告诉同事，您可以和信任的同事交谈，了解他/她的想法和建议。有些人通过一封深思熟虑后写下的邮件或会议上的简短陈述来告诉同事，这样每个同事都会对发生的事情有基本的了解。每个人的情况不同，没有一个正确的、统一的答案，这取决于您的个人意愿和公司、主管以及团队的文化。

### 四、建议不要做的事情

① 不要忽视一个可能想要和您沟通的朋友或亲戚。

② 不要忽视您自己想要和某人交谈的需要。

③ 如果您真的觉得不开心的话，不要强颜欢笑。虽然您可能会想通过表现得很高兴来尽可能保护您所爱的人，让他们不要过分为您的事情忧虑；但如果您分享您的真实感受，这对您和他们的帮助会更大。

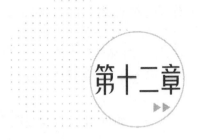

第十二章

# 乳腺癌患者心理变化及其应对指导

乳腺癌患者从诊断、治疗到康复或临终关怀的过程中，会经历巨大的心理变化，表现出一些负面情绪如悲观、抑郁、恐慌、抗拒等。这些心理变化与乳腺癌造成的生理影响有关，但大多数因素都是间接的，可以通过照顾和关怀来改善。

## 第一节　识别乳腺癌患者的常见心理问题

恐惧、焦虑、绝望等对手术和治疗带来不利。心理不稳定会影响疗效和疾病转归。面对乳腺癌的威胁，患者和家属都要经过一个对疾病理解并接受治疗的复杂心理适应过程。想要弄明白"为什么是我？"有数据显示至少有 **40%** 的癌症患者死于心理因素，包括孤独、恐惧、绝望、极度悲哀等负性情绪而不是癌症本身。乳腺癌患者除了要经历癌症本身造成的心理问题外，还需要应对由于治疗造成的自我形象紊乱，需要患者及其配偶的共同应对。

**专家提示**

很多癌症患者是被自己的心理打垮的哦！

如果确诊患有乳腺癌，患者本人及家属通常都难以接受。患者会表述："怎么会是我？""是不是弄错人了？"在那一刹那间，患者可能感到悲伤、拒绝相信或者是愤怒、恐惧甚至内疚。经过多方查证被确认患上乳腺癌后，此时需要一段时间才能接受这个事实。帮助患者减轻痛苦，顺利接受治疗很重要。

1. 体验期表现和支持有哪些？

（1）表现　多数乳腺癌患者在初次得知诊断结果后都会感到震惊，不知所措，感到大脑空白，甚至晕厥等，觉得自己被判了死刑。此时患者思维混乱，可能包括对事实的不满、对未来期望的崩塌、对过去的遗憾等。此期短暂，一般数小时或数日。

（2）支持护理　照顾者需要与患者建立信任并成为依靠，向患者表达情感上的安慰和关心，确保长时间的陪伴，保持适当的身体接触如轻轻握住患者的手或搭肩膀等，这样可以使患者有安全感，使其体会到自己并非独自面对不幸。照顾者要尽可能地控制自己的情绪，避免表现出紧张情绪，帮助患者平复情绪。

### 2. 怀疑期表现和支持有哪些？

（1）表现　这是许多乳腺癌患者获知确诊后最初阶段的心理反应。患者突然得知确诊为乳腺癌，企图以否认的心理方式来达到心理平衡，怀疑医生的诊断错误或检查错误。为加强自己的否决想法，会找很多医生反复咨询，从一个医院到另一个医院，重复做着多项相同的检查，以期证实自己的想法。几乎每一个人都不愿提及自己患的疾病与乳腺癌有关，在人们面前尽量掩饰着内心的痛苦，故意保持乐观、平和的神态，给人以假象。

（2）支持护理　这种否认不能简单地评价为负面心理状态，因为这种拒绝接受事实的做法是人们在面对创伤或打击时，一种正常的应激和保护反应，可以在一定程度上降低恐惧和缓解痛苦，进入接受和适应变化的过渡期。

家庭照顾者不要急于让乳腺癌患者接受现实，因为这会使其遭受较大的打击。根据乳腺癌患者的性格和接受能力，循序渐进地使其了解和接受真相。

通常，您可以先告诉乳腺癌患者其所患的并非不治之症，乳腺癌的治愈率已在逐年提升；您已经做好了应对治疗的准备，包括生活的调整和医疗保险等；尽可能让乳腺癌患者表达自己的感受和想法，协商使其最终接受治疗方案。在劝导过程中应始终让患者感到自己是主人，维护乳腺癌患者的自尊，满足心理和治疗方面的需求，提供支持精神力量。

在患病初期，应视情况分阶段告知病情，对乐观型乳腺癌患者可直接告知诊断，树立治疗疾病的信心。对消极型乳腺癌患者则需注意告知的技巧，避免在乳腺癌患者面前提及"癌""肿瘤"等字眼，家人等应注意自己的语言、态度、行为，不能流露出对乳腺癌患者不利的语言和行为。

### 3. 恐惧期表现和支持有哪些？

当乳腺癌患者极力否认而不能改变诊断结果时，会产生恐惧。恐惧是一种适应性反应，可以让人对危险因素提高注意力和警惕性，采取逃避或进攻来降低危险性，只要消除应激来源，乳腺癌患者的恐惧便可减少或消失。

（1）表现　对疾病、疼痛、离开家人及朋友，身体缺损，死亡的恐惧使乳腺癌患者表现为恐慌、哭泣、警惕、挑衅行为、冲动行为及一系列生理功能改变，如颤抖、心悸、血压升高、呼吸急促、皮肤苍白、出汗、尿频、尿急等。恐惧是一种适应性反应，让人对于危险因素提高注意力和警惕性，采取逃避或进攻来降低危险性。但恐惧感长期存在，会造成一系列心理问题和躯体疾病。

（2）支持护理　首先，要让乳腺癌患者将自己产生恐惧的过程或原因表述出来，了解他们所担忧或害怕的事情；照顾者应尽可能地去了解该类型乳腺癌的相关知识、治疗方法，纠正乳腺癌患者夸大或错误的认知；通过乳腺癌患者及家属交流，找到同类型的患者或家属，他们更能体会这些恐惧产生的原因，也可以通过分享他们的经历来增加乳腺癌患者的安全感和对医护人员的信任感。

### 4. 幻想期表现和支持有哪些？

幻想不一定对乳腺癌患者产生负性影响，相反可以支持乳腺癌患者与疾病抗争，增强信心，提高应对能力，改善恐惧、焦虑程度。存在幻想时，容易接受劝慰，有良好的遵医行为，一旦幻想破灭，易失去治疗信心，产生拒绝治疗行为，甚至出现不良念头。

（1）表现　经历了得病后的各种痛苦，能正视现实，但仍存在幻想，如希望能出现奇迹，根除自己的疾病。

（2）支持护理　照顾者可顺应乳腺癌患者的这种情绪，支持与疾病抗争、提升信心、提高应对能力和消除恐慌。同时应注意的是，顺应乳腺癌患者情绪的目的在于使乳腺癌患者治疗和护理顺利进行，让乳腺癌患者明白奇迹发生的可能性是在听从医生的每一步治疗后提升的。

### 5. 绝望期表现和支持有哪些？

（1）表现　若各种方法治疗都未能取得良好的治疗效果，当病情恶化，出现严重的并发症以及难忍的疼痛时，乳腺癌患者产生绝望，对治疗失去信心，听不进医护人员和家人、朋友的劝说，甚至产生自杀念头，表现为易怒、对立情绪、不服从、不遵医嘱等。

（2）支持护理　面对疾病，很多时候照顾者也是同样束手无策的。这是一段艰难的时期，您并不知道结果将如何，只是感觉到并不乐观。此时乳腺癌患者需要发泄情绪，当他们发怒时不要急于控制，而应给予一定的空间，让其得到心理上的释放或满足。照顾者需要有足够的耐心，等待他们停下来，理解、承认他们的痛苦并给予安慰。

### 6. 平静期表现和支持有哪些？

（1）表现　乳腺癌患者已能接受现实，承认了患者角色，情绪平稳，表现得服从、配合治疗，对死亡已不太恐惧。病情发展到晚期，乳腺癌患者处于消极被动应付状态，不再考虑自己对家庭与社会的义务，专注自己的表现，处于无望、无助状态。

（2）支持护理　此时照顾者更应保持对乳腺癌患者的亲密陪伴，了解并满足乳腺癌患者的一些内在需求。照顾者也要注意区分冷漠和抑郁的症状，避免抑郁的出现和加重导致一些极端行为。关注相关资讯，并向患者提供充满希望的信息，与患者共同决策和承受。

# 第二节　心理社会支持贯穿全程

乳腺癌患者一般会经历疾病确诊期的怀疑、震惊、绝望，随之慢慢平静理性地面对现实，从恐惧死亡到渴望生命、珍惜生命，积极地需求治疗。在确诊为乳腺癌后，患者会表现出"万没想到，我会患上乳腺癌……我就像掉入无底深渊，感到了近乎绝望的凄凉……生生死死，只是早晚之事，愁苦悲悯能改变什么……"在这个过程中乳腺癌患者易出现焦虑、失眠症状，当患者向家人诉说有关想法时，多数家属会说别担心、别胡思乱想、想开点来安慰患者，其实这样容易堵塞乳腺癌患者的言路，导致他不能宣泄。

## 一、家人的支持极其重要

有研究表明，家人的理解和支持可以增加乳腺癌患者的自信、自尊和自主的感觉。家庭支持向她们提供了自由表达自己想法和感情的机会。情感支持会激励乳腺癌患者执行更多的自理行为或改变应对应激的方式，信息支持可以向被支持者建议更有效的护理方法，会帮助被支持者重新认识和评价现状而减轻应激反应。乳腺癌患者产生焦虑、失眠主要受到疾病的预后、疾病相关知识缺乏、医疗费用、放化疗不良反应、夫妻之间感情等因素影响。那么作为家人，该怎么做呢？

## 二、应对各种负性情绪的方法

患病后乳腺癌患者最期望的是亲人的关心，尤其是配偶和儿女的关心。因疾病所带来的问题，大部分乳腺癌患者存在心理问题，如焦虑、忧郁等。日常生活中家人的爱、理解和关心都会给乳腺癌患者带来被支持的感觉，尤其是配偶，在这一阶段积极和患者沟通，多关心、安慰患者，充分了解其内心感受，站在患者的角度思考，能缓解担忧和焦虑等不良情绪。

许多乳腺癌患者特别是年轻的，常因疾病而产生自责情绪："生平也未做啥坏事，为什么我就这么倒霉生了这个病""做了手术后感觉自己就是一个废人，一个拖累。有时，一个人在家，总有种被抛弃的感觉""现在感觉自己在家里没地位，自己都有种自卑感。要是离婚了，失去了家庭，也没有收入，我就什么都没有了""现在老公回家后变得沉默寡言了，其实心里知道他压力也很大，但是我却什么忙也帮不上。"面对上述的情况该如何去应对呢？

### 1. 应对"倒霉"情绪

有的乳腺癌患者会出现"生平也未做啥坏事，为什么我就这么倒霉得了乳腺癌"的情绪。告诉乳腺癌患者生病不是本人的错误，也不是不善良，更不是做了什么坏事或者上辈子做坏事而遭受报应。时常自责，只会带来三个心理结果：一是愤愤不平，认为上天对自己不公平；二是无限自责，认为自己或者家人做了什么恶事；三是极度悔恨，"早知如此，我应……"实际上，乳腺癌的发病原因至今仍未查明，它与环境因素、生活方式、遗传因素等多种因素有关。人是否得病与人性善恶没有任何关系，并不是善良的人就不患病，也不是恶人就一定患病。

### 2. 应对"废人"情绪

出现"做了手术后感觉自己就是一个废人，一个拖累。有时，一个人在家，总有种被抛弃的感觉"的情绪。

（1）回归社会　许多患者发现乳腺癌后就停职在家庭休息，家属出于关心亲人，也要求亲人辞职回家，在治疗及康复期间日常生活中的事情均由家人包办，其结果是适得其反，反而不利于康复。

重返社会重要目的之一是通过正常的工作、生活，转移乳腺癌患者的注意力，避免负性情绪，忘掉自己是乳腺癌患者。作为患者，可以选择到一个工作压力较小、劳动强度适中的岗位继续工作；同时需要注意，重返工作要劳逸结合，太重的体力劳动、太大的工作压力、太强的职业挑战对乳腺癌患者同样是一个不利因素。

（2）回归家庭　作为家人，可以要求患乳腺癌的亲人做一些力所能及的事情及家务，增强患者被需要感。如在康复期，子女跟父母说，很想念父亲/母亲做的家常菜，希望她来自己身边。或是自己平常工作较忙没有时间照顾家庭、孩子，希望父母来家里帮忙做饭或承担部分家务。丈夫跟妻子说，"您这生病，我来管家总是一团糟，您才是我们家的主心骨，家里还是需要靠您打理，我从旁协助。"

（3）培养兴趣爱好　培养乳腺癌患者的兴趣爱好，为自己设立一个目标，把自己的注意力集中在自己感兴趣的地方也有助于康复。例如学唱歌、练习书法、练习瑜伽等。

### 3. 应对"一无所有"情绪

出现"现在感觉自己在家里没地位，自己都有种自卑感。要是离婚了，失去了家庭，我就什么都没有了"的情绪。

（1）乐观面对　许多乳腺癌患者在患病过程中或者治疗过程中病情的反复会产生悲观的情绪。其实，面对困境有一句名言："时间顺流而下，生活逆水行舟。"人在生命的历史长河中，难免不遇到什么困难，实际上，困难一直是与人为伴的。面对困境时，要学会乐观面对，可以换一个视角去看待问题。

当身患乳腺癌觉得自己非常不幸，但细心观察可以发现，身边有许多乳腺癌患者经历更加坎坷，他们不仅需要面对来自经济的压力、遭受病痛的折磨、返回家庭后还需要承担家庭的重担，即使如此艰难，他们都未曾放弃。想想他们的坚强、坚韧，就会增强自己生活的勇气。或许，有些乳腺癌患者会说，在治疗过程中，我感受不到幸福。如何能变得积极乐观？其实生活中的幸福是无处不在的，感受不到是因为自己把关注力都放在"我"没拥有的事物上，忽略了"我"所拥有的。日本作家村上春树在随笔中提到"小确幸"一词，它指生活中不经意间发生的幸福的微小时刻，是稍纵即逝的美好。试着去感受、记录身边的"小确幸"，通过一段时间心理上的暗示，能逐渐改变自己的心态。

（2）寻求专业帮助　当患者心理问题较为严重，无法通过自我调节而应对生活时，可以寻求专业的医务人员，由心理医生或者心理咨询师为患者进行心理疏导，根据个人病情，必要时医生给予药物治疗。调整自己，重新树立战胜疾病的信心。面对疾病知识上的困惑，可向医务人员求助，了解乳腺癌的相关知识，如诱发因素、危害性、临床表现、治疗方法以及住院期间的注意事项等，消除心中的困惑，提高乳腺癌患者治疗依从性。与既往治疗成功的乳腺癌患者沟通，从而帮助其树立起战胜疾病的信心，提高治疗配合度。

### 4. 应对"帮不上忙"的情绪

出现"现在老公回家后变得沉默寡言了，其实心里知道他压力也很大，但是我却什么忙也帮不上"的情绪。

男性与女性在面对压力及问题时的应对方式不同。女性在工作中失败或者生活中面对较大压力时，会在夫妻关系中寻求更亲密的感觉。而男性则恰恰相反，他希望一个人静静地待着。在经历求诊、治疗的过程中，妻子因对生活中存在的压力因素产生焦虑，会渴望不断跟丈夫聊相关话题，用这种方式寻求感情安慰，来缓解情绪。作为丈夫，面对经济、妻子患病的事件、家庭的照顾、妻子不断倾诉等压力，这种压力在夫妻关系中无法解决时，则会产生挫折感。通常以沉默来面对，而这种方式会进一步引发妻子的焦虑。作为丈夫，在了解妻子的心理变化后，可以转换话题，与妻子聊聊日常生活中有趣的事情，缓解妻子的焦虑情绪。作为妻子，可以借助自己的兴趣爱好、重建社交转移自己的注意力，减少反复向丈夫倾诉的欲望，缓解丈夫的压力，也让自己心态变得更加积极乐观。通过双方都期望的方式应对，建立轻松的相处模式，将因患癌事件所产生的紧张情绪转化为彼此间更深的感情。

## 三、提高家庭抗风险能力，减轻经济负担

许多乳腺癌患者在患病以后表示"现在自己没办法工作了，家里都靠他（丈夫）一个人挣钱，想起住院要花那么多钱，就不知道该怎么办""住院的费用太高，虽然医保能报销一部分，但始终是个很大的压力，有时晚上想起这些，就睡不着觉""家里还有小孩在读书，自己生病要花很多钱，亲戚朋友那里都借了，以后也不知道该怎么办。"乳腺癌的综合治疗需要一个较长的过程，其手术费、放疗费、特别是化疗药

物及辅助药物价格昂贵。30～50岁年龄段的乳腺癌患者配偶在承担医疗费用的同时，又普遍承担着抚育子女、赡养老人等压力，这对于低收入家庭来说，无疑是一个沉重的经济负担。笔者建议，无论家中是否有人患病，每年都及时缴纳医保，定期体检。经济较差的乳腺癌患者可以根据相关政策，申请重大疾病医保报销补助。经济稍宽裕的家庭，可以额外购买商业保险，提高家庭抗风险能力。在治疗过程中，与您的医生沟通，为您选择适宜的诊疗方案，以尽量减轻经济负担。

### 四、树立正确观念，积极应对乳腺癌

具体从以下几方面去做。

（1）首先纠正自己错误认知，正确认识肿瘤　明确乳腺癌并非绝症，癌症被世界卫生组织定义为慢性疾病，它的康复需要一个过程。

（2）坚定信念　逃避解决不了问题，只有勇敢去面对。如果丧失了与疾病作斗争的信念，即使是有希望治愈的疾病，最终也将无药可救。对乳腺癌患者本人来说，充满希望的精神和坚定的信念至关重要，相信自己的生命可以创造奇迹，生命才有可能出现奇迹。每天可以自己在心里多次默念"我一定能消灭乳腺癌！"

（3）调整心态，适时释放负性情绪　心理负担可以向家人或医务人员倾吐，以得到有益的帮助和劝慰。同时改变生活环境，旅游、户外运动、意念疗法、冥想、放松疗法对走出抑郁也能起到很好的作用。

（4）优化个性，稳定心理　多了解患乳腺癌后长期生存患者的生活经验，不断为自己加油鼓劲，培养积极的、向上的、乐观的生活态度，这是每个乳腺癌患者都应持有的有力"武器"。

（5）换个角度看问题　应对疾病先调理好自己的情绪。凡事看好的一面，以积极的态度应对。分析自己所得乳腺癌的比较好的一些方面，例如比较早、肿块小、已经切除了、转移的地方不在重要器官、尽管转移了还有抗癌药可以治疗、无疼痛等，只要细心思考，总能发现好的一面，从而坚定抗乳腺癌的信心。

（6）学会与疾病相处　放下恐惧，学会与疾病相处。安排治疗和康复期间的生活和工作，顺其自然，为所当为，才能从担心、恐惧中解脱出来，过好每一个当下，才可能有好的未来。

（7）维持正常体重　平衡膳食，适当地进行锻炼。

## 第三节　乳腺癌患者及家属的心理支持

乳腺癌患者患病后的复杂心态易导致身心失衡，影响正常的食欲，产生失眠及其

他生理功能和代谢紊乱。在诊疗及康复过程中乳腺癌患者普遍反映疾病带来的精神压力非常大。对于疾病的治疗、康复及预后表现出一种强烈的不确定感。面对巨大的经济压力，乳腺癌患者生病后，整个家庭原来的生活方式都被打乱，全部的精力集中在患者身上，突然成为家庭的重心；由于生病，乳腺癌患者无法继续工作、学习或者照顾家人，使患者角色发生改变；乳腺癌患者及其家属在经历了剧烈的心理冲击后，渴望获得关于疾病的所有信息。他们迫切地希望与医生、护士沟通，以便获得尽可能多的信息，这需要乳腺癌患者逐渐调整，其中重要的是调整自己的心态，采取积极有效的应对措施，更好地促进疾病康复。

### 一、乳腺癌患者心理应对

长期紧张，情绪低落，处在沉重身心压力之下的女性，极容易导致乳房包块、乳腺增生以及乳腺癌的形成，乳腺癌患者担心治疗效果、失去女性魅力，受歧视感和自卑感，自我价值感低，极易导致紧张、焦虑、孤独压抑、悲哀忧伤、苦闷失望、急躁烦恼等不良情绪，影响乳腺癌患者的生存质量。心理问题不仅贯穿于乳腺癌治疗的全过程，还不同程度地影响着患者的未来。因此，实施心理治疗对乳腺癌整体治疗有着积极作用。

① 心理治疗：通过与乳腺癌患者之间进行沟通和交流，建立良好的关系，鼓励患者真实情感表达，释放负性情绪等方法，可以显著地改善乳腺癌疾病的进展与生存的时间。

② 针对性格好强、常压抑自我的乳腺癌患者，首先让她看到紧张焦虑、孤独压抑、悲哀忧伤、苦闷失望、急躁恼怒等不良情绪与生病有很大的关系。对此我们应该做一些针对性的心理疏导，让其学会放下，让自己张弛结合，不要那么较劲。

③ 对于压力大的乳腺癌患者，更要注意沟通交流艺术，包括问诊时需注意，这类患者有易夸大表现以求引起重视，因此，对有些表现应在不经意间提起，弱化重要性，且表述或回答问题应肯定，不可模棱两可。

④ 即使高度可疑有复发、转移倾向者，回答也应该艺术些。应先让患者知道，即使复发了，还是很有把握控制或治愈的。然后再建议患者做些必要的检查。

⑤ 乳腺癌患者喜猜疑。应明确告诉乳腺癌患者，紧张的精神、不良的情绪都会通过神经反射引起体内激素分泌增加，对乳房造成不良刺激，同时又能抑制免疫功能，这样机体抗癌能力会降低，让他们知道保持心理健康，克服抑郁、恐惧的心理，树立战胜疾病的信心，对乳腺癌的康复非常重要。

⑥ 对乳腺癌患者，应介绍一些成功的案例予她们，增强其治疗信心。对于年轻未成家的乳腺癌患者，应努力加以开导，鼓励她们像正常女性一样去接受爱，拥抱家庭生活，这也是心理治疗的一个重要环节。

⑦ 性障碍是年轻乳腺癌患者最突出的一个问题。由于患者和其配偶对性知识缺乏了解或存在错误认识，害怕性生活的刺激会引起乳腺癌的复发和转移；另外，夫妻

双方都可能存在一定的性心理障碍，再加上自我形象的改变或治疗上的副作用，患者出现心理压力、疲劳和体力不支，对性生活可能造成影响。乳腺癌患者年龄越小，知识水平越高，对形体改变越重视，对丈夫反应也较为敏感，出现性功能障碍的比例也会越高。对这类患者应认真开导，鼓励其积极和配偶进行交流，并加强个人成长，充实自己的生活，注意保持良好的形象气质，提升女性魅力。

## 二、乳腺癌患者家属心理应对

① 日常生活的失序：乳腺癌患者治疗时间长，家属作为照顾者，生活的重心在患者，生活秩序打乱，处于一种茫然与混乱状态。要认识自我的压力源，正确评估自己的力量和资源，必要时需求专业人员的帮助。

② 身心健康状况逐渐下降：家属一方面不忍心看到亲人受痛苦感到心痛，另一方面怕乳腺癌患者因此放弃治疗而丧失治疗机会，内心充满了矛盾，时不时还要受到患者的百般挑剔和指责，照顾过程中出现疲劳、食欲下降、体重减轻、旧疾复发、内疚、焦虑、压力、怨恨等身心能量耗竭与丧失状态。自己要注意身心减压，合理安排时间和寻求更多社会支持系统。每个人都有需要他人支持和帮助的时候，主动需求帮助和支持并不代表懦弱，而是让自己的精力不过分透支。

③ 照顾情境的失控：照顾者无法忍受工作秩序打乱，工作和家庭都需照顾，导致身心疲惫和能量耗竭。表现为易怒与没耐性，抱怨与忧郁，否认感受或感受降低等表现。学会适时宣泄负性情绪，学会不被乳腺癌患者生病期间因身体难受无从发泄的负面情绪和攻击行为所困扰，不在意乳腺癌患者的语言和行为，适时给自己负性情绪释放的机会。

④ 性生活质量下降：丈夫因照顾乳腺癌患者身心疲惫，加上乳腺手术后的形体改变，导致性趣下降和性生活质量下降。真实表达自己的情感，不过分压抑自己。在适当的时候，用乳腺癌患者可以接受的方式，帮助患者认识到患病与自己的性格特点、身心压力有很大的关系。让乳腺癌患者主动调整和改变自己的心态，更好地配合治疗，促进康复，避免一些无谓的付出。

⑤ 保持良好的沟通艺术：避免与乳腺癌患者正面冲突，当可以采取患者接受的方法表达自己的感受，更好地获得患者的理解与支持配合，减轻自己的应对压力。

⑥ 稳定心理，走出抑郁心境：换一种方法思考，学会给别人和自己"松弛""难得糊涂"，承认和面对现实，活在当下。多参加户外运动、旅游，多交朋友，改变生活环境，可以帮助自己保持阳光心态。

# 第十三章

## 学会与乳腺癌患者真诚交谈

癌症患者是一个特殊群体，乳腺癌患者的痛苦很难为正常人所了解。大多数亲人朋友在和乳腺癌患者沟通时，会表现出同情，说安慰的话，或者给出一些疾病预防和治疗的建议。但这些起到什么作用呢？乳腺癌患者自己心里又是怎么想的呢？

曾经见到一些乳腺癌患者家属坐在医院的花园发呆很长时间，全然不知他患病的亲人在殷切盼望见到他，他在犹豫什么？"我来就是为了看她，但是我已经坐在这里半个小时了，因为我不知道怎么面对她，应该说些什么？"很多家属有这种经历。

国外一位癌症患者曾在他的个人网站上发表漫画，漫画中，在患者的眼里，朋友、同事甚至家人的安慰都是那么苍白无力。他认为：我明明恢复得还不错，怎么从别人的眼里我看到的意思却仿佛我已经死了一样？这些就知道说"陈词滥调"的人，让我很无语的好嘛。

## 第一节　沟通病情

患乳腺癌这个消息会让自己、家人和朋友都不知所措。当告知别人这个消息时，人们常常不知道该说什么。他们可能会感到很难过、不舒服，可能怕惹您不高兴。他们也许会害怕失去您。有时您可能发现人们什么都不说，因为这样对他们可能更容易，他们害怕说错了，还不如不说。当然有些人觉得谈话很容易，而另一些人则变得过于谨慎或过于乐观。

患乳腺癌后，部分乳腺癌患者担心家人和朋友的反应，会因为患病及治疗对亲友所造成的影响而内疚，甚至误以为跟他们谈及自己的病情会影响大家的关系而故意避开话题。事实上，跟家人和朋友交谈，绝对能够缓解心中的压力。乳腺癌患者及其亲友需要面对极大的压力和起伏不定的情绪。要克服乳腺癌所产生的冲击，必须共同付出努力。

## 一、与乳腺癌患者亲友沟通的要点和好处

### 1. 沟通最重要的是什么？

与家人谈论乳腺癌或分担感受，让许多人觉得很困难。其实没有任何语言或方法可以适用于所有情况和环境，也没有一套准确的语言或处理方式能够随时随地发挥作用。假如您想安慰和帮助亲友，诚意是最重要的因素，没有标准模式可循。还有与患癌亲友的交谈，最重要的是如何聆听。从某个角度来说，用心聆听是您能为乳腺癌患者做的最重要的事情。学会聆听的方法后，就踏出了重要的第一步，一切都会开始改善。

### 2. 交谈有哪些好处？

（1）交谈是沟通的最佳方法　沟通方法除交谈外，还包括亲吻、触摸、笑容、皱眉，甚至是"沉默相对"，但是交谈却是最有效和最具体的沟通方法，能直接明确地传递信息。

（2）倾诉有助于解除烦恼　交谈是希望有人倾听自己的心事，人在面对逆境时，说出烦恼可以发泄心中苦闷并得到同情。即使不是真正的交谈，同样也有缓解压力的功效。聆听乳腺癌患者的倾诉，让他抒发，可以平复其情绪。换句话说，即使您不能为患者提供解决问题的答案，但也已经安抚他的心情了。

（3）假专家真有效　扮演"好听众"的角色，可以起很大的作用。在美国曾进行过一项研究：患者向一批受过简单聆听技巧培训的人倾诉烦恼，扮演"听众"的人不准说话，只可点头和说"我明白"或"请继续说下去"，他们亦不得向患者咨询或与患者谈论病情。1h后，几乎全部参与的患者都认为自己的治疗有效，有些患者更打电话给这些"治疗师"，询问可否再次会面，及感谢他们的治疗。这个实验告诉我们：不需解答患者的问题，只需耐心聆听，也会对患者的病情有所帮助。

### 3. 避而不谈有害

因为担心乳腺癌患者产生恐惧或焦虑，有些亲友主张避免与乳腺癌患者交谈。这些人认为"我的问话反而引起他的担心。"这种想法不一定正确，研究结果证明交谈并没有令乳腺癌患者产生新的恐惧及焦虑。相反，对病情避而不谈反会加深忧虑。

有研究指出，没有交谈的对象，会使患者感到焦虑和孤立无援，心情和病情都会越来越沉重。亲友如果能以关心、接纳和理解的态度，聆听乳腺癌患者诉说焦虑的感觉，可减轻他们的恐惧和焦虑，使他们重拾信心。

## 二、做个好听众

### 1. 沟通的环境和距离是怎样的？

环境十分重要，在安静、无人进出的地方设法创造一个合适的交谈环境，采取坐位，保持合适的距离即 0.5～1m。交谈者之间没有障碍物。调理好呼吸，使自己平静、放松，告知可以交谈多久，把手机调至静音。

您的视线应保持与乳腺癌患者相同的高度，保持目光的接触，一般为坐位。如果病房没有椅子或椅子太矮，那么坐在床边会比站着好。情绪激动的时候，有时无法直视对方，此时也应尽量接近他，握着对方的手或触摸他。

### 2. 了解乳腺癌患者是否想交谈？

乳腺癌患者可能没心情说话，或者当日不想谈，他亦可能只想谈谈日常琐事（如电视节目、天气、球类比赛等话题）。即使您心里已经做好准备与患者做深入交谈，但时机不对，千万不要因此气馁，等待适当的时机，可以问他："您想谈一谈吗？"当患者谈及日常琐事时，您能够坐在一旁关心地聆听，即使一言不发，也已经有很大的帮助。

### 3. 怎样让对方知道您在聆听？

当亲友在述说心中的感受时，注意聆听，不要边听边想着应该如何回应，这样表示您在猜想他将会说些什么，而不是在听他说话。不要打断对方，直到对方停下来才开口。当您说话被他的"但是"或"我以为"打断，您让他先讲出想说的话，让对方清楚地知道您在聆听。

### 4. 鼓励乳腺癌患者说话

可鼓励乳腺癌患者说出他心中的感受。点头，或者说"对""我明白"或"然后呢"等，可以缓解乳腺癌患者的紧张情绪。或重复乳腺癌患者最后一句话的两三个字，能鼓励他继续说。

## 三、好的沟通方式

### 1. 沉默或者握手

如果说话的人突然停顿，这可能是他想到了一些敏感或令他痛苦的事情，与他一起沉默，即使"度日如年"，也别急于说话。如果您觉得合适，可握着他的手，然后问他在想什么。即使没话可说，也不要感到不安，有时轻轻握着对方的手，更胜千言万语。

### 2. 不要怕诉说您的感觉

您可以说："谈这件事对我来说，其实很困难"或"我不知道应该怎么说""对这件事，您有什么感觉。"说出感受能帮助您与患者之间的沟通。

### 3. 不要急于提建议

除非对方要求，否则最好不要向对方提建议，尤其最好不要在对方还在说话的时候提建议，因为这会令对话中断。提建议应说得婉转一点，例如："您是否曾经想尝试……"

### 4. 保持幽默感

当人类面对难以克服的问题时，幽默感是渡过难关的方法之一。如果乳腺癌患者想利用幽默来帮助自己，即使这种幽默有点残忍，您也必须顺应接受，帮助他面对难关。您不需自行制造幽默气氛，不停地说笑话使他振作，只要对他的幽默感做出正面的回应即可。

## 四、亲友可以做的事情

### 1. 疾病初诊时

多数乳腺癌患者无法接受患癌的事实，此时您需要给予最大的支持和积极鼓励。引导乳腺癌患者说出内心的感受，聆听他（她）的想法，为其缓解内心的痛苦。

### 2. 治疗期间

乳腺癌患者可能会因为治疗产生的不良反应而心情烦躁、虚弱不堪。此时乳腺癌患者需要精神安慰、照顾和鼓励。了解乳腺癌患者的病情、治疗方案、治疗引发的不良反应等，可以更好地向患者进行解释。和乳腺癌患者一起制订切实可行的治病或养病计划，计划的内容包括饮食、作息时间、散步和锻炼身体时间等。

## 五、宣泄悲伤和烦躁

态度积极正面并不需要总是表现得开心。允许乳腺癌患者述说自己情绪低落或者时常有想哭的感觉。当乳腺癌患者提到对痊愈机会悲观或者立遗嘱这类困难的话题，不要逃避，需认真聆听。聆听完后可以转移话题："这段时间您受了很多苦，真让人身心疲惫"等。不需要阻止，相反可以鼓励乳腺癌患者哭泣。眼泪是悲伤的自然反应，对缓解情绪有很大的帮助。

### 六、帮助患癌后亲友面临的问题

#### 1. 支持和理解就是帮助

身患乳腺癌会使人感到震惊、迷惘、愤怒甚至悲痛。对前景的迷惘与恐惧可能比收到坏消息更难受，不知道如何面对。如您能表达理解对他是很大的帮助。亦有家人因不愿意让患者知道病情而假装没事，但隐瞒或拒绝承认反而会在不知不觉间孤立患者。

#### 2. 尽量做好亲友的参谋

在检查和治疗癌病时，往往会需要不同的肿瘤专家，患者经常会感到自己无用和无知。可以告知没有人"应当"知道医疗上的所有细节，您也可以协助解答亲友提出的问题。

鼓励患者谈论自己的症状。切勿刻意和患者谈论病情，以免造成压力。帮助患者调整自己容貌的改变。譬如陪同脱发亲友选购假发或头巾，使她不用那么在意外表的变化。

#### 3. 维持患病前的社交

大部分的严重疾病，特别是癌症，似乎会在患者与社会或其他人之间筑起一道屏障。登门拜访并鼓励认识的朋友去探病，是对乳腺癌患者的支持和帮助。

#### 4. 鼓励谈生死

许多患者能够康复，但有时会有对复发的恐惧，担心死亡。虽然无法将这种恐惧感彻底消除，但如果能帮助患者将内心的忧虑说出来，便可减轻这种感觉带来的影响和痛苦。

# 第二节　与患病亲友和谐沟通和相处实战

临床上经常见到乳腺癌患者对家属的种种不满意，甚至大发脾气。而家属觉得很委屈，因为他们认为自己付出了很多。这种沟通不畅的问题出现在哪里？也许我们还是需要学习与患病亲友良好沟通和相处的技巧。

## 一、与乳腺癌患者沟通的最佳方法

以下是沟通的常见例句。

我不知道说什么，但我一直在您身边。我讨厌您正在经历的这些事儿，想说话就随时发微信、打电话。我现在出门，要不要帮您带点什么？只是想让您知道，大家都在想您。您经常帮助我，以后我也会像您对我一样。我给您做了晚餐，什么时候送过来比较好？我发现了一个乳腺癌患者俱乐部，您想和我一起去吗？我刚找到一种很棒的茶，能不能顺便过来一起喝一杯？您想闲聊吗？把我当成电话就好。

## 二、我们能为乳腺癌患者做的事

支持和理解患者。帮忙跑腿买东西。在家里做家务，准备三餐。用心倾听。确定合适后再表达您的观点，否则默默听着就好了。让患者主导谈话。

## 三、注意要点

不住在一起的亲友不要疏远乳腺癌患者，但也不要经常见面、打电话。不要轻视乳腺癌患者即将面临的各种问题和困扰。不要让乳腺癌诊断改变你们的关系。不要老觉得她是乳腺癌患者。不要只谈论癌症。不要做出虚假的承诺。除非您亲身实践，否则不要给出任何防治乳腺癌的建议和忠告。

其实很多时候，我们说一些善意的话，乳腺癌患者却会有完全不同的感知，例如"一切都会好起来"或"您可以战胜它"，实际上并没有解决乳腺癌患者所关心的问题。对乳腺癌患者而言，陪伴和真诚最重要。

## 四、利用好现代沟通工具

用文字和乳腺癌患者交谈会好一些吗？经过调查所知，觉得在回避其他人目光接触和谈话中的长时间停顿之后，整个气氛都是紧张的。而短信或邮件等文字沟通或许可以让彼此更舒服，甚至可以把短信作为乳腺癌患者心理支持的一种方法。去乳腺癌患者朋友圈点赞，经常发微信消息联系，都是有帮助的。

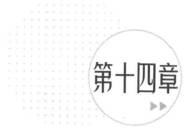

# 第十四章

# 家属协助应对乳腺癌

## 第一节　帮助乳腺癌患者的实际步骤

不知从何入手帮助乳腺癌患者是常见的现象。亲友想帮忙，但不知道应该先做些什么。以下是一些有用的步骤，帮助您开始起步，给予乳腺癌患者最大的帮助。

### 一、主动提出帮助乳腺癌患者的亲人

首先确认乳腺癌患者是否需要您的帮助，如果需要，便主动提出帮忙。可以具体说明帮助什么，并清楚说明您会再探望他。

假如您是乳腺癌患者的父母或是配偶，自然责无旁贷，不用问患者是否需要您的帮助。但在其他多数情况下，需确定您是否是给予帮助的适当人选。有时，普通朋友或同事的帮忙会较亲人更容易接受。如果乳腺癌患者不需要您的帮助，不要感到不快，亦无需自责。如果您仍然想出一份力，不妨看看他的家人是否需要帮忙并跟进。

### 二、帮助乳腺癌患者前的准备

1. 如何提供信息？

搜集一些乳腺癌的专业信息也可以帮助您的亲友。

2. 评估乳腺癌患者的需要有哪些？

了解乳腺癌患者有哪些需要。如患者行动极为不便，您可以问自己以下问题：白天由谁照顾他？他是否能下床去洗手间？能否自己煮饭？能否自己服用治疗所需的药物？家中有没有小孩需要接送学校？配偶健康状况如何，有什么需要？家中设备是

否适合照顾他的病情？是否需要作改动来适应他的病情？这些考虑虽然不一定周全，但也是个开始。估计患者和他家人一天的生活，想想他们每个时段的需要，便知道有哪些事情可以帮忙。

### 三、决定自己可以做的事

您擅长哪些事？送上煮热的食物永远会受欢迎，能够为乳腺癌患者煮饭吗？您能够为其家人煮饭吗？擅于做家务吗？在有需要时能否为乳腺癌患者在家中装设扶手或轮椅坡道？您能否帮忙偶尔带孩子？您可以买到乳腺癌患者想看的书吗？能否提供她喜爱的电影、电视剧吗？需要重新调整家里陈设以适合乳腺癌患者的居家康复吗？

### 四、帮助乳腺癌患者的方法

1. 如何从简单的事开始？

先提出两三件小事来帮忙，不需做足全部。例如，某乳腺癌患者长期习惯每 2 周剪发一次，可以请理发师每 2 周为他剪发一次。同样，您提议的帮忙应该适度，不能过分侵犯空间，需要符合乳腺癌患者与其家人的实际需要，主动帮忙时应特别小心。

2. 定时探望很重要吗？

抽时间探望乳腺癌患者是最佳礼物。假如能够的话，每天、每 2 天、每周陪他 10～15min，比每个月才探望他一次并陪他 2h 要好。给予实际的支持，尽量做到可信可靠。

3. 如何陪伴就诊？

医生常鼓励乳腺癌患者在初次会诊或复诊时，由亲友陪同看病。您可以帮助乳腺癌患者准备所有就诊资料和用物。乳腺癌患者看医生时，可能很紧张以致不知道要提出什么问题，这时可以这样做：
① 亲友可以帮助乳腺癌患者整理并写下他想要问医生的问题；
② 建议他将最重要的两三个问题列在最前面，以免时间不够；
③ 看医生时，除非乳腺癌患者要求，一般不要代表他说话，患者的问题应是优先的考虑；
④ 仔细聆听医生给予的信息以及医生的回答，最好能够当场写笔记，有的时候一些重要的细节，例如复诊的时间，很容易被遗忘；
⑤ 有时候乳腺癌患者会觉得无法立刻记住或理解得到的信息，尤其是坏消息，会面之后，您可以帮助乳腺癌患者了解医生所说的话以及问题的答案。

### 五、在力所能及的前提下帮忙

对自己不要太苛求，并需知道本身的能力所限。每个给予帮忙和支持的人都希望尽其所能，您可能对亲友的不幸感到愤愤不平，为了帮助他而不顾自己的能力是否所及。如果承诺的事情不能做到，您不但帮不到忙，反而制造了另一个问题。为了自己，也为了亲友着想，您只应接受可胜任的工作，也就是说您应该实事求是，做能力范围内的事。

### 六、支持者也需要支持

支持乳腺癌患者可以是难能可贵的经验，拉近您与她之间的情感。同时，照顾她也可能是一个吃力和精疲力竭的工作。您可能需要一些支持，以宣泄心中的一些情绪和想法，与家人或其他担任照顾工作的亲友倾谈可能会有帮助。

## 第二节　帮助克服乳腺癌相关疲乏

癌症相关疲乏是指癌症患者在接受治疗过程中易出现的一种持续存在的、与癌症本身或癌症治疗相关的、影响正常功能的主观劳累感受。乳腺癌患者治疗手段多，持续时间较长，都可能引起精神、体力甚至经济上不堪承受，所以必须加以重视，认真应对。

### 一、癌症相关疲乏的概念

癌症相关疲乏在医学上称为癌因性疲乏，是一种痛苦、持续的、主观的乏力感或疲惫感，与活动不成比例，与癌症或癌症治疗相关，并常伴有功能障碍。症状为无原因无力、虚弱、全身衰退、嗜睡、疲劳。为患癌人群最常见不良反应。

### 二、癌症相关疲乏的应对方法

1. 交谈与减压有效吗？

家属沟通、了解乳腺癌患者心理状态，倾听其苦恼，鼓励积极寻求帮助，使其了解有关癌症相关疲乏的信息，调整自我照护能力，可有助于减轻症状。

2. 如何提高睡眠质量和合理的营养摄入？

固定作息习惯，每天保证充足的睡眠。根据睡眠障碍的原因，分别采取措施应对，消除精神因素，提高睡眠质量。不自行服安眠药。营养摄入详细见第十五章。

3. 适当的有氧运动能消除癌症相关疲乏吗？

较多乳腺癌患者常持有一种错误观点，认为在疲乏时应绝对静养。然而接受治疗的乳腺癌患者在无禁忌证时，可咨询医生进行低度至中等强度的有氧运动，包括步行、游泳、打太极拳等。一些临床实验表明，有氧运动可以很好地控制乳腺癌患者的疲乏症状。每次 20～30min，每周 3～5 次，持续 8 周。

# 第三节　乳腺癌患者家属的心理支持

当家人患上乳腺癌时，对家属会有很大的冲击，家属可能会有些难以理解和难以表达的感受。

## 一、家属常见心理及应对

1. 害怕及其应对措施怎样？

"妈妈刚得癌的时候，我害怕她会离开我们，我也曾担心癌症可能会传染给家里其他人。"

害怕家人被乳腺癌夺去生命，担心家里其他人会被传染，这都正常。乳腺癌不是传染病，了解乳腺癌会让您不再那么害怕。当父母一方患上癌症，因为陪伴减少了与家人相处。父母亲都留在医院，家里的孩子可能会感到不安、担心，经常保持联络会使大家安心，现在智能手机在线聊天方便，可以选择固定时间一家人上线沟通，这样孩子和父母亲沟通及时，彼此依赖支持。

2. 内疚及其应对措施怎样？

患上乳腺癌，与家人曾经想过或说过、做过的事绝对无关。因此感到内疚，其实都不正确，家人患病与您无关。应该把自己的感受告诉其他人以消除内疚。

3. 生气及其应对措施怎样？

患上乳腺癌后，家里人得不到照顾，或者要付出很多的精力照顾患者，甚至改变了生活，可能会出现埋怨情绪、生气等。生气并不表示您是坏人或不爱了。请记住乳腺癌患者需要得到更多的关心，这是因为他需要特别的照顾和鼓励。

### 4. 孤单及其应对措施怎样？

家人患乳腺癌时，其他亲近的朋友似乎疏远您，而真正可能是因为她/他太关心您，却不知道怎么安慰您，担心尴尬。家里孩子的性格改变了，行为表现得古怪，其实孩子可能并不是不正常，只是想多关心患病的亲人。患病也可能遇到很特别的新朋友。敞开心扉有益。

### 5. 尴尬及其应对措施怎样？

家里亲人因病脱发，苍白瘦弱，形象改变，就不想再带朋友回家了，不想自己的朋友见到亲人糟糕的样子。其实只要接受改变，尴尬的感觉就会消失并变得习惯。消除尴尬有益于乳腺癌患者融入社会。

### 6. 乳腺癌家属的正确做法有哪些？

（1）承认与宣泄自己的感受　处理感受的好方法是承认您有这些感受，并与其他人交谈。您可与父母或其他长辈、朋友或其他经历过这种情况的人交谈。一旦心中的郁结得到宣泄，便会感到豁然开朗。

（2）理解不能及时帮助　谈论乳腺癌或说出您的感受本来已经相当困难，如果其他人无心倾听或没法帮忙，更使人沮丧，譬如您想与家人交谈，可能是因为他们不知道怎么回答您的问题；或者当您想找他们交谈时，他们心理尚未准备好，需要更多的时间思索后才能与您交谈。有些父母，不论如何疼爱子女，也不知道如何与子女讨论这些令人困扰的问题。

## 二、了解父母的感受

有家人患了乳腺癌的年轻人都很想知道父母的感受，这个问题并无固定答案。父母对乳腺癌所带来的转变也会感到忧虑、害怕、疲倦或迷惘。父母也想表现坚强，以便帮助其他家人，大家团结一致，共渡困难时期。乳腺癌患者可能担心扰乱了家人的生活，使孩子失望了，不能像以往那样承担家务和责任，感到内疚。父母不希望子女装作若无其事。照顾患癌症的孩子可能使父母亲感到心力交瘁，有时控制不住情绪，因而对其他的子女或家庭成员失去耐心，甚至表现烦躁或发脾气，事后即使不说，当事人内心还是很难过。彼此说出感受，全家人全力支持、共渡难关比较好。

## 三、要容许不同的反应

乳腺癌患者不但要接受治疗，而且还要经常到医院或诊疗所复诊。如果家里有人患乳腺癌，您的生活会因此改变。家里每个人的反应都可能不同，有人可能因为生活出现改变而感到害怕、愤怒、疲累或对将来感到不安；也可能感到焦虑，无法像以往那样容易交谈。有些人的表现好像什么也没发生，生活似乎完全没有改变。您可能会怀疑他们是否关心患病的家人而感到愤怒，但我们应谨记每个人的反应都可能不同，与其愤愤不平，倒不如直接和他们交谈，找出原因，共同应对。

生活上的种种改变，只需要花点工夫，我们都有能力适应。在需要的时候，请找人帮忙，不要害怕向人求助。

# 第四节　乳腺癌患者家属要缓解自身的压力

乳腺癌患者的丈夫作为患者最亲密的主要照顾者之一，对患者的生活承担主要照顾责任。既有因照顾产生的情绪反应，如愤怒、焦虑、抑郁和恐惧等心理负担；也有来自照顾经历中遇到与照顾有关的事件和活动，如经济负担、个人活动受限和社会负担等。那么作为家人，该如何缓解自身的压力？

## 一、正确理解照顾者的身心疲惫

照顾乳腺癌患者的亲友经常担心患者的病情，担心自己照顾不周，担心家人难以应付变故，也会担心无力独自应对家庭责任。一旦乳腺癌患者长期卧床，照顾压力大，照顾者难免会抱怨不满，由此会感到内疚，错误地以为对乳腺癌患者的病情感到不耐烦，也就是不爱患者。其实，任何人长时间照顾患病的人后，都会感到疲累、睡眠不足。

## 二、乳腺癌患者家属可以做的事

### 1. 了解准确知识的途径有哪些？

大多数患者及家属非常渴望得到专业信息的支持，需要了解相关专业知识。互联网作为现代社会重要的信息工具，许多乳腺癌患者及家属通常通过某些网站查询乳腺癌的症状和治疗的情况。但是大多数的网络信息的质量值得商榷。正确途径：①可以在就诊医院询问专业的医护人员，了解病情。②积极参加就诊医院或者科室的相关知识讲座，了解疾病相关知识。③可以在就诊科室，翻阅相关书籍、健康教育折页，观看宣传栏及视频。④关注专业支持网站。

### 2. 促进功能恢复，提高乳腺癌患者及其配偶生活质量的方法

部分配偶因为存在机体功能欠缺、出院后的工作或劳动感到焦虑。比如乳腺癌术

后患者，虽可造成乳房缺如，而且会引起暂时的患侧上肢功能障碍，但经规范化的训练，可以完全恢复。而通过正常的工作、生活，转移患者的注意力，避免负性情绪，忘掉自己是乳腺癌患者，有利于病情康复。

### 3. 何时请求专业帮助？

当您个人情绪受到较大影响，较长时间出现失眠或者抑郁的情况，必须时刻提醒您面对的是生命中最痛苦、压力最大的时刻，不可能时时压抑自己的情绪。必要时可以请亲友、心理辅导师协助。可以向专业的医务工作者寻求心理疏导或治疗，如心理咨询。

第十五章 ▶▶

# 饮食营养与乳腺癌

## 第一节　营养与乳腺癌

营养与乳腺癌的发病有着重要关联，与乳腺癌发病有关的营养因素有以下这些。

### 一、肥胖与乳腺癌

肥胖是乳腺癌（绝经后期）的一个重要危险因素，可能机制是其增加雌二醇水平及抑制性激素结合蛋白的浓度有关。

### 二、乙醇与乳腺癌风险

世界癌症研究基金会和美国癌症研究所（WCRF/AICR）发布的最新报告显示，乙醇可显著提高乳腺癌的发生风险。危险程度与饮酒量有关，有研究发现，每日摄入乙醇超过 45g 的女性其乳腺癌风险高达 46%，每日乙醇量增加 10g，其乳腺癌的风险增加 9%。

乙醇与肿瘤发生的关系是相当复杂的，主要是通过乙醇的代谢产物致癌物乙醛导致 DNA 和蛋白质损伤、抑制 DNA 修复、引发氧化应激进而诱发癌症。

### 三、脂肪、脂肪酸与乳腺癌

研究显示，人均脂肪摄入量与乳腺癌发病率及病死率呈正相关，饱和脂肪酸的摄入会增加绝经后女性乳腺癌的危险性，不同类型脂肪酸对乳腺癌的预防作用大于总的脂肪摄入量的影响。

### 四、植物雌激素与乳腺癌

雌激素是引发乳腺癌的原因之一，而植物雌激素是植物中具有弱雌激素作用的化合物，可与雌激素受体结合而抑制雌激素的作用，这可能是预防乳腺癌的作用机制。食物中常见的植物雌激素是异黄酮类，主要存在豆科植物中。

# 第二节　乳腺癌患者常见饮食误区

### 一、乳腺癌患者过分忌口

由于营养信息来源不正规，导致很多乳腺癌患者盲目忌口，易引起饮食摄入不均衡、营养素摄入不足而致营养不良，进而影响治疗效果。

### 二、盲目服用偏方、保健品

偏方、保健品成分复杂且不明确，有的还含有雌激素，有可能影响治疗药物发挥正常效果，所以建议在医生的指导下服用保健品。

### 三、乳腺癌患者不能喝牛奶

很多乳腺癌患者认为牛奶中含有少量雌激素对乳腺癌有影响，其实这是多虑了，这些物质在人体本来就存在，其他食物中也含有，所以对此无须担心。

### 四、豆制品含有雌激素，乳腺癌患者不能吃

黄豆含有植物雌激素——大豆异黄酮，已证明具有很强的抗癌潜力，豆制品对乳腺癌患者不仅无有害影响，反而有益。

# 第三节　乳腺癌治疗期间的饮食

乳腺癌治疗的不良反应常影响胃口、味觉和嗅觉，肠道功能变化影响对食物的消化、吸收以及利用过程，而且疾病对营养物质消耗增加。这种摄入减少和消耗增加可

能导致机体营养失衡。

　　某些检查、治疗前后需要控制饮食或禁食，也可能引起患者机体暂时的营养不足。

　　乳腺癌患者每日的饮食都应包括蛋、奶、鱼、肉、豆类、谷类、适量油脂和新鲜水果、蔬菜（最好一天不少于 12 种）。如果患者消化功能不太好，可采用少量多餐（每日进餐 5~6 次）。其次应多选用防癌抑癌物质，包括番茄、红薯、洋葱、香菇、甘蓝、卷心菜、菜花、胡萝卜、白菜、萝卜、蒜薹、大蒜、大豆、海带、山药、釉子、香蕉、葡萄、西瓜、木瓜等。

### 一、营养风险筛查的必要性

　　这是必需的，可以了解乳腺癌患者的营养状态。入院患者通过营养风险筛查评估乳腺癌患者的营养状况，并根据筛查结果制定营养计划。

### 二、肿瘤患者营养支持

　　中国居民营养指南推荐肿瘤患者终身坚持口服营养补充（oral nutritional supplement, ONS）是指除了正常食物以外，用特殊医学用途（配方）食品经口摄入补充日常饮食不足。它即可作为餐间营养补充，也可作为人体唯一的营养来源，是营养治疗的首选途径。特别是在放化疗期间预计会出现恶心、呕吐、食欲下降等乳腺癌患者，它能有效降低营养不良所带来的各种并发症，并能降低住院费用。图 15-1 是 3+3 方法。

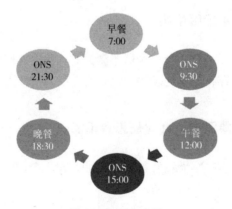

图 15-1　3+3 方法

### 三、乳腺癌治疗开始前的饮食

1. 治疗前饮食对策是什么？

① 准备乳腺癌患者喜欢的食物，包括那些即使在生病的时候也随时可以吃的

食物。

② 咨询医生、营养师或护士帮助乳腺癌患者摄入足够的营养。跟医务人员沟通自己的饮食习惯与饮食嗜好，了解减轻及克服不良反应的方法，如便秘、恶心的应对等。

### 2. 乳腺癌治疗期间饮食要点有哪些？

① 吃好是维持体力、保证治疗效果的前提，在营养良好和摄入足够热量与蛋白质的乳腺癌患者身上，一些治疗方法能更好地发挥作用。选择脂肪含量低的牛奶和乳制品。选用低脂肪烹饪方法，如蒸、煮，以减少脂肪摄入量。

② 乳腺癌患者的味觉改变，可以尝试新的食物。

③ 限制腌制、熏制和腌渍食品的摄入量。

④ 保持健康的体重和适当的活动，才能将吃进去的食物转换成肌肉。治疗期间体重小幅度波动是正常的。

### 3. 食物搭配的方法有哪些？

摄取均衡饮食，饮食多样化，强调植物来源的食物：一天至少吃 2 种水果和 500g 左右的蔬菜，包括柑橘类和深黄色及深绿色蔬菜。五颜六色的蔬菜水果和植物性食物含有天然的促进健康物质，称为植物营养素。优先选择全谷食物而不是加工过的（精制的）谷类或糖类食品；限制食用红肉，尤其是高脂肪或加工的红肉。每周试着吃几次豆类而不吃肉。

## 四、增加营养的建议

需要增加营养的乳腺癌患者一般进高热量、高蛋白质饮食，以下是一些补充方法。

### 1. 怎样调配高热量高蛋白膳食？

① 高热量、高蛋白膳食的能量及蛋白质均高于正常膳食标准，适合严重营养缺乏的乳腺癌患者或手术前后者，总能量在 2000～3000kcal/d（1kcal=4.186kJ）；蛋白质供给为每千克理想体重 1.5～2.0g，蛋白质占总能量 20%，其中优质蛋白质占 50%以上，碳水化合物 50%～60%（400～500g/d）、适量的脂肪各 25%～30%（60～80g/d）。必要时请营养师会诊。

② 应循序渐进、少量多餐，避免造成胃肠功能的紊乱。除三餐外，可分别在上午、下午或晚上加 2～3 餐点心；其中由蛋、奶、鱼、肉等提供的优质蛋白质占 1/2～2/3，对于食欲差的乳腺癌患者可用高能量、高蛋白的肠内营养剂。

③ 应及时补钙，可选用富含钙质的乳类和豆类食物。适量补充维生素 A、维生

素 $B_1$、维生素 $B_2$。贫血者还应补充富含维生素 C、铁、叶酸、维生素 $B_{12}$ 的食物。

④ 对于老年人、胃肠功能差和营养不良、病程较长的乳腺癌患者，应循序渐进增加蛋白质，并注意观察肾功能。长期禁食、伴胃肠疾病等乳腺癌患者，因长期处于饥饿或半饥饿状态，不宜立即供给高蛋白饮食，应从低蛋白流质开始，每次 200～300mL。

### 2. 怎样添加高蛋白质的食物？

① 牛奶类补充方法有吃奶酪或奶酪饼干。用牛奶代替水做麦片粥和热汤。在蔬菜和面食上放点奶油酱或奶酪酱。在奶油汤、土豆泥、布丁、炖品里添加点奶粉。在喜欢吃的水果蔬菜里加点酸奶或奶酪。

② 上午、下午加餐可选蒸蛋。豆类、坚果和果子在消化道不适时避免使用，正常后可以每日少量摄入。将豆类、坚果打成豆浆类，加餐食用。

③ 肉类、家禽、鱼等各类肉类煮熟后，用调料拌好，随时食用。将肉切碎做成肉丸或肉饼。

### 3. 高能量高蛋白膳食食谱举例

见表 15-1。

表 15-1　高能量高蛋白膳食食谱举例

| 早餐 | 白粥（大米 50g）、肉包子（面粉 70g/鲜肉糜 30g）、豆浆（豆浆 300mL、糖 20g）、肉松（20g）、煮鸡蛋一个 |
| --- | --- |
| 加餐 | 低脂牛奶 250mL、苹果 125g |
| 午餐 | 米饭（大米 150g）、红烧青鱼（青鱼 150g）、香菇菜心（香菇 20g、青菜 100g）、凉拌黄瓜（黄瓜 100g） |
| 加餐 | 藕粉（藕粉 20g、糖 25g） |
| 晚餐 | 米饭（大米 150g）、香菇蒸鸡（干香菇 20g，鸡块 100g）、豆腐干炒番茄（豆腐干 50g、番茄 150g）、冬瓜汤（冬瓜 100g） |
| 加餐 | 低脂牛奶 200mL |
| 一日三餐营养成分 | 总热量 2682kcal，脂肪 54.6g，碳水化合物 427g，蛋白质 120.5g |

### 4. 增加营养怎样添加零食？

① 一天里频繁吃零食，而不是一天吃三餐。在一天的任何时间里吃自己喜欢吃的食品。例如，乳腺癌患者可以在晚餐时间食用所喜欢的早餐食物。零食的种类有酸奶、麦片、牛奶、半个三明治、一碗可口的汤、奶酪和饼干等。

② 每隔 2～3h 吃点东西，而不是等到饿的时候。当患者感觉饿极了，这时候就可以多吃点。例如，如果乳腺癌患者早晨感到最饿，就把早餐当作一天的主餐。

③ 在用餐或吃零食时吃高热量、高蛋白的食品。喝高热量、高蛋白质的饮料，如奶昔等。

④ 饭前动动身子或散散步，来增加患者的食欲。

⑤ 大部分流质食物一般放在两餐之间喝，而不在正餐。一边喝流质一边吃饭会稀释消化酶，增加乳腺癌患者饱腹的感觉，影响食欲。

⑥ 避免吃可能会加重治疗不良反应的零食。如果乳腺癌患者有腹泻，不要吃爆米花、花生与香蕉、火龙果、猕猴桃等水果和含膳食纤维多的水果及蔬菜。如果乳腺癌患者咽喉疼痛，不要吃又干又粗糙的零食或酸性食品。

⑦ 如果乳腺癌患者能够正常进食而不需要零食增加体重，就不要吃零食。

常用零食见表 15-2。

<h4 style="text-align:center">表 15-2 常用零食</h4>

| | | |
|---|---|---|
| 蛋糕 | 新鲜水果或果汁 | 爆米花 |
| 麦片粥 | 干果 | 布丁 |
| 饼干 | 自制奶昔和饮料 | 三明治 |
| 芝士蛋糕 | 冰淇淋 | 汤（肉汤或浓汤） |
| 双皮奶 | 牛奶 | 运动饮料 |
| 面包（全麦或白面包） | 酸奶 | （生的、熟的、榨汁的）蔬菜 |
| 坚果、瓜果籽 | 松饼 | 豆浆 |
| 豆腐脑 | 婴儿米糊 | 奶油蛋羹 |

# 第四节　适合乳腺癌康复期患者的饮食

## 一、低脂低胆固醇膳食

控制膳食中脂肪的摄入总量和饱和脂肪酸摄入量可改善脂肪代谢和吸收不良，从而延缓乳腺癌患者的疾病进程。根据病情可分为一般限制、中等限制和严格限制。

1. 配膳原则怎样？

① 食物宜清淡，限制含脂肪高的食物和烹调油，以蒸、煮、炖、烩、拌为主。

② 一般限制为脂肪占总能量25%（小于50g）；中度限制为脂肪占总能量<20%（30g）；严格限制为极少量脂肪，全日小于15g，一般不用烹调油。

③ 饱和脂肪酸占总能量小于10%。每日膳食中胆固醇含量300mg以下，同时适

量增加单不饱和脂肪酸的摄入。在限制胆固醇又要保证充足蛋白质摄入时，可用大豆等优质植物蛋白代替部分动物性蛋白质。

④ 选用茶油、橄榄油等单不饱和脂肪酸含量丰富的油脂。禁用煎炸食物，少量多餐。

⑤ 多用香菇、木耳、海带、豆制品、橄榄菜等食物；适当增加膳食纤维的含量。

### 2. 怎样选择食物？

（1）适宜食物　包含大米、玉米、小米、面制品的各种谷类，粗粮、豆腐、豆浆、豆制品、脱脂奶、低脂奶、酸奶、鱼、虾、海参、去皮禽肉、瘦肉、各种绿叶蔬菜及水果。

（2）忌用或少食食物　奶油、猪油、肥禽、全脂奶粉、烤鸭、油酥点心、重油糕点、巧克力、花生、核桃、油炸食品（油条或油饼等）、鸡蛋、全脂奶、肥猪肉等高脂肪食物，冰淇淋、巧克力、奶油蛋糕等高能量食物，蟹黄、动物内脏、鱿鱼等高胆固醇食物及辣椒、芥末、咖喱、胡椒等刺激性调味品。

### 3. 低脂低胆固醇食谱举例

见表 15-3。

**表 15-3　低脂低胆固醇食谱举例**

| 早餐 | 小米粥（小米 30g）、全麦面包（50g）、低脂牛奶（250mL） |
|---|---|
| 午餐 | 米饭（大米 125g）、清蒸鲈鱼（鲈鱼 150g）、木耳青菜（木耳 5g、青菜 100g）、蒜泥拌海带丝（大蒜头 10g、海带丝 100g） |
| 加餐 | 香蕉 100g |
| 晚餐 | 米饭（大米 125g）、肉末豆腐（瘦猪肉 50g、豆腐 150g）、胡萝卜西兰花（胡萝卜 30g、西兰花 100g）、番茄冬瓜汤（番茄 50g、冬瓜 100g） |
| 一日三餐营养成分 | 总能量 1834kcal，脂肪 43g，碳水化合物 289g，蛋白质 73g，胆固醇 257.6mg |

## 二、高膳食纤维膳食

### 1. 配膳原则

增加含纤维丰富的食物。一日膳食中的膳食纤维总量不低于 30g。在膳食中增加膳食纤维有困难，也可在条件许可下采用膳食纤维制品。

### 2. 怎样选择食物？

① 粗粮：糙米、玉米、小米、玉米粉、黑米、全麦面包、各种杂豆、细糠麸等。

② 蔬菜：可选用含食物纤维多的，如芹菜、韭菜、笋类、香菇、海带、魔芋、绿豆芽、油菜、小白菜、大白菜、萝卜等。

③ 水果：水果富含果酸及有机酸，有利于通便，可每日食用苹果、橘子等水果。

### 3. 注意事项有哪些？

① 每日应饮水 6～8 杯，2000mL/d 以上。空腹可饮用淡盐水或温开水，刺激肠道蠕动。

② 不宜食用过于精细的食品、辛辣刺激的食物。

③ 长期过多食用膳食纤维可能产生腹泻，并增加胃肠道胀气，影响食物中如钙、镁、铁、锌及一些维生素的吸收和利用。

第十六章

# 乳腺癌患者"性"福生活

很多医务人员不主动提及乳腺癌治疗对性生活可能产生的不良作用，乳腺癌患者也一般不正面咨询这类话题。其实性是生活中非常重要的一部分，在某个阶段对于乳腺癌患者来说，乳腺癌患者与伴侣会经历一定的困难，必须相互理解，做好应对的准备。

许多女性乳腺癌患者及其配偶对疾病缺乏正确的认识，大部分患者认为性生活会影响康复，因而停止性生活或减少性生活；配偶则认为在妻子患病期间自己向其提出性要求太自私了，同时也害怕刺激到妻子患病后敏感脆弱的心。事实上，手术伤口愈合后适当的性生活不但能加强夫妻之间的沟通，更重要的是可以保持患者的内分泌平衡，促进其心情愉悦，从而增强抵抗力，预防疾病复发。夫妻之间通过性生活得到欢愉和幸福是婚姻关系中十分重要的内容，正常和谐的性生活不但不会影响乳腺癌患者的治疗和康复，而且有助于夫妻间的情感交流，提高婚姻关系的满意度，有利于促进患者的身心健康。

## 第一节 乳腺癌对人体性的影响及改变

乳腺癌的治疗及其不良反应会对性生活有一定的影响。患者对失去身体的一部分或者对失去了身体的控制能力所感受的悲伤和愤怒都会因为时间的消逝而逐渐痊愈。乳腺癌内分泌治疗、手术治疗等导致乳腺结构与外形的改变，都会对配偶性的体验产生影响。还有在身体疲惫、情绪低落时，说比做容易得多。也有些人表示，他们在几个月甚至几年之中，身体虚弱到毫无招架之力。因此认清乳腺癌对人体的影响非常重要。

### 一、癌症治疗对人体及性的改变

#### 1. 乳腺癌患者形象的改变

乳腺癌患者手术和其治疗可能导致身体内部功能或外观的改变，造成情绪上的沮丧，这些心理压力有时候甚至超过乳腺癌及治疗对身体造成的影响。

### 2. 患乳腺癌对伴侣的影响

当患乳腺癌影响到性生活时，我们需要重新评估在生病以前的性生活状态。如果生病以前的性生活不良，在患癌后也难有改善。虽然如此，也有些伴侣因为携手共同对抗癌症，反而增加了对彼此的了解，让感情提升到新的境界。

### 3. 乳腺癌患者心理变化及性需求的改变

乳腺癌的治疗可能会影响生育。乳腺癌患者本人也会担心自己在配偶面前不再有吸引力。这一类问题引起的心理变化与心理护理往往比性生活受到影响本身更为严重。性生活可以带来生理上的满足，但是更多的人认为伴侣被需要、被接受、被疼爱，在精神上合而为一的感觉，比美好的性生活更为重要。有的时候与伴侣谈谈心中的感受就已经满足。得知患乳腺癌的消息或在接受治疗期间，首要关心的是如何战胜乳腺癌，这时多数的人对性生活缺乏兴趣。内心中的愤怒、沮丧和哀伤也常常抑制了性的需求。人生可能第一次想到死亡，重新考虑自己与伴侣、朋友和亲人之间的关系。

### 4. 无性也和谐

英国曾经调查了 800 位年龄在 50 岁以上的男性，发现他们之中 1/3 的人没有性生活。其他的调查研究显示结婚的夫妇中 12% 的夫妻没有性生活。因此没有性生活的伴侣也是可以和谐生活的。

不论患有何种疾病，性生活可以起缓解和愈合的作用。而负面的性也可能引发内疚、恐惧和羞惭等负面的情绪，这些情绪更容易在乳腺癌患者的身上引发。因此，应该特别注意避免这种情况的发生。

### 5. 个人的性感受

性是非常个人的感受，性对不同的人有不同的意义。每个人的性态度与性行为都不同。在不同的时间、不同的地点和不同的情况，个人对性的感受和行为都可能不一样。

## 二、乳腺癌和其治疗如何影响性兴奋

### 1. 性欲望失调

（1）对疾病的担心　许多人在乳腺癌治疗期间失去了对性的兴趣。原因显而易见，当时他们的首要之急是生存，在一段时期"性"都不会是考虑的重要因素，这种现象是正常的。痛苦、焦虑、沮丧、关系、金钱和事业等问题，都可能对性欲望有打击作用。

（2）疲倦　同样，乳腺癌和其治疗也可能造成患者的疲乏。此时，如果伴侣对性的要求的频率和患者不同，在治疗后情况可能雪上加霜，造成障碍。

（3）治疗不良反应　个人对乳腺癌治疗不良反应的反应可能不同，很难正确地预测乳腺癌及治疗会如何影响身体。无论治疗的不良反应有多糟，并不代表您的性生活不能正常。通过支持与真诚的沟通，即使性生活的方式可能与前不同，仍然可以享受令人满足的性生活。

（4）担心乳腺癌传染　另外，也有人担心乳腺癌会透过某些方式传染等，但是这些都是错误观念。

## 2. 乳腺癌及治疗可能在四方面影响您的性行为

① 影响身体给予和接受性欢乐的能力。
② 影响您对自己身体的看法和想法。
③ 影响您的感受，包括恐惧、悲伤、愤怒和欢乐。
④ 影响您的角色和人际关系。

## 3. 暂时性缺失

许多乳腺癌患者表示，在乳腺癌治疗后的几个月甚至几年中，他们觉得疲惫不堪，一点力气也没有。在这种情况下，疲倦导致失去"性"趣。可能完全不愿意有任何性行为。

在多数的性关系中，通常一方对性的需要比另一方高。乳腺癌会使这个差距加大。如果伴侣改变了对性需要的程度，会使另一方难以适应，会加深乳腺癌带来的复杂性。

上述四点的联系非常重要。如果一方面出现问题，其他方面也会受到影响。当患了乳腺癌，会影响伴侣的情绪，降低接受、给予性欢乐的能力。如果这种情况发生在您或伴侣的身上，要了解这可能只是暂时的情况，即使这是长期的甚至永久的，您也可以改变过去的做法来适应目前的需要。在乳腺癌和治疗的威胁下，您仍然能够摸索并学习在性生活方面属于你们的表达方法。

## 三、乳腺癌各种治疗对性生活的影响

### 1. 外科手术对乳腺癌患者的影响

任何形式的外科手术，即使不涉及生殖器，都可能影响性生活。无论如何，直接对生殖器官的癌症治疗，常常会有更明显的影响。

（1）全乳切除或肿块切除　"全乳切除"会使身体的形象改变，也可能影响您的"性"趣，特别是对那些刺激乳房能够引起性欲的女性。有些人表示全乳切除对她们有很大的影响，觉得自己不再是一个完全的女人。她们需要逐渐克服因手术带来生理和心理的困扰与创伤。"肿块切除"只是切除乳房的肿瘤以及周围部分，而不是整个乳房，即使这样，仍然会影响女性对自己身体的感觉以及对乳房的知觉。

（2）切除淋巴结 治疗的一部分如果包括切除淋巴结，可能会造成这些淋巴结附近组织肿胀。例如，如果乳腺癌治疗必须切除腋下的一些淋巴结，受影响的手臂就会肿胀。肿胀的部分称为淋巴水肿。淋巴水肿可能因为身体形象改变让您觉得难堪或没有安全感；受影响的手臂和腿部也会感到不舒服。在性生活中，您也需要找到适当的体位以避免手臂或腿部受到压力。

### 2. 放射治疗

（1）短暂性缺失 放射治疗是利用高能量射线来破坏癌细胞，同时尽可能地对正常的细胞造成最低程度的损害。放射治疗常造成疲惫（是那种休息也难以恢复体力的感觉），这种感觉可能会持续几周或几个月。在这期间，一般不会出现性生活的欲望。

（2）放疗与妊娠 放射治疗对未出生的宝宝会造成严重的损害。如果您还未到更年期，在做放射治疗以前，医护人员可能会请您做妊娠测验。在放射治疗期间，您需要采用有效的避孕措施，请与医护人员讨论避孕事宜。

如果在诊断乳腺癌以前或者放射治疗以前妊娠，您需要与医生仔细讨论并分析继续妊娠的优点和缺点。有时候也可能在婴儿出生后再做放射治疗。这取决于乳腺癌情况以及妊娠的孕周。做决定之前，您需要详细地与医生讨论，全面地了解您所需要承担的风险以及其他方案。

### 3. 化学治疗

（1）化疗对性生活的影响 化学疗法是利用抗癌药物杀死癌细胞。一些化疗的不良反应包括疲倦、恶心、呕吐、虚弱或者缺乏体力，这些现象都很难使人产生性欲。当然，这些不良反应都可能用药物缓解。

当化学治疗结束后，您的性欲通常会恢复。遗憾的是，如果化学治疗导致头发脱落、体重降低，可能让您觉得自己不够性感，让人很难想到性。有些止呕药也可能降低性欲，一旦停止服药，性欲又会恢复。

（2）化疗对女性的影响 由于一些化学治疗的药物会伤害卵巢，也可能改变激素的分泌。虽然经期被扰乱，但是不一定完全停止作用，您仍然有可能妊娠。请和医生详谈如何避孕。

疲倦或激素的改变也可能降低或难以引起性欲。有些药物可以帮助增加或改善性欲。请询问您的医生。

化学治疗可能使绝经的现象提早到来，其中包括潮热、情绪焦躁、睡眠受到影响、阴道干涩以及性行为后轻微流血。

对正在进行化学治疗的女性来说，阴道受到细菌感染是常见的现象。医生可以为您开出药方。

（3）化疗与妊娠　如果在诊断乳腺癌以前或者在化学治疗以前妊娠，您需要与医生仔细讨论继续妊娠的优点和缺点。有时候婴儿出生后再做化学治疗也有可能。这取决于您患的是哪种乳腺癌、癌细胞扩散的范围以及妊娠的孕周。做决定之前，您需要完全了解自己所需要承担的风险以及其他方案。

（4）化疗期间的避孕措施　虽然化学治疗可能降低生育能力，但是对正在进行化疗的女性来说，仍然有可能妊娠。无论是男性或者女性，在化疗期间都需要做好避孕的措施，以免化学药物会伤害婴儿。化学治疗的不良反应如恶心和腹泻可以降低避孕药的效用，因为这个原因，医生会建议您在化疗期间以及 1 年后，使用避孕套或子宫帽避孕。

（5）化疗对不育的影响　不论男女，因为化学治疗用药不同，都可能造成暂时性或永久性不育。在化学治疗前，需要与医生仔细讨论不孕的风险。伴侣参加讨论也很重要，所以两人都了解所有的可能性以及分担彼此的感受。

## 四、乳腺癌激素治疗的影响

有些乳腺癌会受到身体自然产生的激素影响。激素治疗是使用药物或注射来改变激素的分泌。由于乳腺癌细胞需要激素，所以使用激素治疗很有效，譬如三苯氧胺可以防止雌激素依赖乳腺癌细胞生长。

通常在手术后，医生会给乳腺癌患者激素治疗，其不良反应比化疗少。有些女性抱怨服用三苯氧胺治疗乳腺癌时出现的症状与绝经相似，如疼痛、干燥、阴道有排泄物、阴道紧缩、失去性欲等。但是多数的人出现这类不良反应的概率较低。其他的激素治疗也可能造成疲惫或阴道干涩影响性欲。

## 五、对不育的感受

不少人发现手术、化学治疗或放射治疗会使他们无法生育子女后感到情绪低落。对于那些准备生孩子人来说，会是很大的打击。对不同年龄的人来说，不育带来的失落感可能非常痛苦和沮丧，有些人甚至觉得失去了自己重要的一部分，而认为自己不再女性化或男性化。身体形象的改变，譬如绝经的症状，都会进一步地影响人的自信。

面对无法生育的风险，每个人的反应可能不同。有些人很快就接受，同时感觉全力应付乳腺癌更重要。也有些人在开始治疗的时候，似乎平静地接受这个事实，但是在治疗结束后，他们才了解这情况对自己的打击，有时候难以接受。

反应没有正确或错误。在治疗以前，您需要与医生详谈，以了解自己有哪些选择。

如果您的情绪反应强烈，您可以与社工或专业辅导人员咨询，您的伴侣也可能有这些方面的焦虑和顾虑，也需要咨询。医生可以为您介绍不育方面的专家，以为将来打算。

# 第二节　咨询与应对性问题

乳腺癌患者及其家属经常对能否有性生活或者什么时候恢复存有疑虑，有时候担心一些症状，有时候会担心损害配偶健康等，变得有所顾忌，需要了解专业知识。

## 一、应对因乳腺癌及治疗所引发的性问题

### 1. 性欲不协调

如果暂时不想有性行为，您需要明确地告诉自己的伴侣。怎样说而不让他觉得被拒绝很重要。您可以告诉他虽然不想有性行为，但是想给对方一个长长的拥抱，希望能够依偎对方。如果您的伴侣觉得丧气，自慰或许会有帮助，不论是独自做或两个人一起进行。

如果您觉得疲惫（那种休息也不能减缓的持续疲倦）和缺乏精力，或许可以换一种性行为方式。选用一些身体受到支撑、不需要太多精力的体位，可以减少疲惫。性生活的时间宁短勿长。这些选择都可以良好沟通并取得共识。如果您与伴侣之间的关系紧张，可以行心理咨询找寻解决的方法。

### 2. 性生活时疼痛

由于激素治疗使阴道分泌物改变，性生活时可能会出现困难和疼痛。当然疼痛的原因很多，与您的伴侣沟通很重要。告诉伴侣哪些姿势让您疼痛，两人共同寻找最适合的体位或方式，这样疼痛的原因可能很容易解决。如果您感觉痛，一定要告诉医生，医生可以为您检查，帮助您找到疼痛的原因和建议解决的方法。

如果恐惧、痛苦，可以告知丈夫考虑改变插入的深度和速度。另外在接近射精时插入，也有助于缩短性生活时间。

服用镇痛药后进行性生活也会有帮助。在性生活时使用枕头或坐垫可以使您受到支撑，帮助您找到舒服的体位。侧位性生活可以减少体重对疼痛伤口的压力。

### 3. 阴道的问题

乳腺癌的化学治疗、激素治疗都可能会造成阴道干涩，会使性生活疼痛。阴道干涩可以在阴道内涂抹润滑膏剂或胶液。膏剂或胶液的种类很多，有的需要医生处方，有的可以直接从药房购买。

### 4. 阴道感染

有些妇女在放射治疗或化学治疗后发现阴道很容易感染。这是因为阴道环境酸性增加的结果。酸性过多会使正常的微生物过度生长。如果您注意到下体有乳白色的分

泌物或者阴道发痒，而且越抓越痒，您可能就感染了真菌，这个很容易治疗。可以找医生开具处方或在药房买到药物。如果您有性生活，您的伴侣也需要涂擦。

如果治疗对您的阴道没有产生任何的不良反应，在放射治疗或化学治疗后采取性生活是完全安全的。如果有妊娠的可能，您需要确实做到避孕，医生可以给您建议。

### 5. 女方的性欲减弱

可以咨询妇科专家是否可以服用增加女性性欲的药物以达到性高潮，也可外用制剂以增加阴道润滑，以减少性生活时疼痛。

### 6. 如何面对身体形象的改变

我们对自己外表在大脑中有一个画面。这个画面也许并不是我们外表真实的情况，但却是我们认为的自己形象。在一生中，我们的外表不断地在改变。即使没有乳腺癌或治疗，我们外在的形象仍然缓慢地、不停地改变。

身体形象的改变可能让人极度沮丧，甚至超过乳腺癌治疗对身体的影响。当外表急剧改变时，很多人措手不及，认为自己外表不正常。与这种感觉伴随而来的是羞辱、难堪、自卑和愤怒。如果外表改变很明显，其他人对您的反应更会加深这些负面的感受。

### 7. 隐藏改变

如果身体的改变可以被衣服遮掩，譬如全乳切除术，一个人的反应是要掩饰，不希望被人注意，希望一切看起来正常。这种担心其他人可能会发现的心理可能使焦虑不断加深。

乳房被切除会改变一个人对自己身体的看法。如果难以接受这些改变，在性生活时不必裸体，可以穿上内衣或一些衣服。性生活时将灯光调暗对增强自己的信心也会有帮助。注意不要压到自己的伤口。

### 8. 说出您的感觉

最重要的是不要隐藏您的感觉，说出您的恐惧会削减负面的情绪滋长。您越能勇敢地面对自己负面的情绪，越能脱离心理的创伤。花一些时间思考您最害怕的后果，然后想办法面对，可以帮助您重建自信。

如果改变身体形象的是您的配偶，您也可能需要一些时间适应和接受这些改变。您也需要面对自己的恐惧。


## 二、克服患乳腺癌后常见困难的方法

### 1. 性生活

没有一种方法可以适用于每一个人，您可以尝试各种方法直至得到满意的结果。

① 改善与伴侣有关性生活方面的沟通。

② 尝试感性的按摩（给予/接受）。

③ 读本性知识相关的好书，增加性知识和技巧。

④ 增加性幻想。

⑤ 与您的伴侣分享自己的性幻想。

⑥ 用游戏或演戏的方法表达您的性幻想。

⑦ 鼓励您的伴侣在床上更积极主动。

⑧ 告诉您的伴侣以您喜欢的方法刺激您。

⑨ 多利用性玩具。

## 2. 不育

是否考虑生育根据年龄、已经有无子女而定。如果存在问题，需要做以下工作。

① 加强您与伴侣之间的沟通。

② 在开始治疗以前，先和医生详谈。

③ 与生育专家谈论在化学治疗前先储存卵子。

④ 看一本这方面的好书，进一步了解这方面的知识。

⑤ 参加一个互助团体。

⑥ 除了自己生育孩子之外，了解领养等其他的选择。

⑦ 了解心理辅导专家可以提供的帮助。

## 3. 乳腺癌对性的影响

自我感觉对性和性能力有极大的影响。如果您觉得沮丧、焦虑、担心乳腺癌治疗，或者忧虑您与亲人的关系，就很难产生性的欲望。

得知患了乳腺癌后，会有剧烈的情绪变化，使我们丧失对性的兴趣。恐惧、焦虑、痛苦、愤怒和嫉妒都会隔绝性欲。手术后身体形象改变的人常常担心被拒绝。

通常来说，患病期间的情绪可能被强化，可能会感到精疲力竭或者失去"性"趣；也有些人"性"趣比患病前更强，对性生活不足感到烦躁，同时又对有这种感觉内疚，因为能够活着就应该感谢了。如果您感到焦虑，情绪就更加强化。您的情绪会直接、间接地影响您周围的人。

## 4. 疏导情绪的方法

自我感觉良好对性感觉良好有直接的关联。如果您原本就自信不足，加上乳腺癌使自己更加缺乏信心。如果您能表达心中的感情，对平复自己的情绪会有很大的帮助。

听众可以是家人或亲友，一个能聆听、不下判断或告诉您怎么做的人。如果您没有合适的人选，可以找心理咨询。

### 三、与医务人员直接谈论性生活

性生活是隐私，一般不会与陌生人公开谈论这个话题。患者可能觉得与医护人员讨论性生活比较难堪。我们希望这个章节可以帮助您进一步了解性行为，帮助您向医护人员直接提出与您的情况有关的问题。

直接咨询性生活，而不是笼统的表述或者不答，可以避免困惑及误解。减少难堪的方法之一是将所有的问题事先写下来，与人讨论，或者把问题拿给可以回答的人看。

与医生会谈时，有些人会觉得提起性问题很困难。其实医护人员对这类问题非常熟悉，医生、护士可以回答这类的问题。

### 四、性和乳腺癌常被询问的问题

1. 性活动会导致乳腺癌吗？

答案是否定的。患癌与遗传基因、是否吸烟、年龄以及身体健康状况等相关。

不过，仍然有某些人在潜意识里觉得性是不好的或罪恶的，患乳腺癌是由于过去的性病或"性罪恶"而得到的惩罚。

2. 我会从伴侣处感染乳腺癌吗？

不会，如果您的伴侣有乳腺癌，您不会因为性生活患乳腺癌，这与传染流行性感冒完全不一样。

3. 性生活会使乳腺癌恶化吗？

不会。其实，性、情爱与关怀都会对乳腺癌的人有帮助。许多接受治疗的乳腺癌患者，心情沮丧、愧疚或充满恐惧感，他们觉得自己不讨人喜欢。他们的伴侣如果在此时表现得体贴关心，会对患者的情绪有正面积极的作用。性生活不会造成乳腺癌细胞扩散或恢复。

4. 在接受治疗时是否应该避免性生活？

是的。在化学治疗期间和之后一段时间，最好能够避免性生活或者戴避孕套。在化学治疗后的 1 个月也戴避孕套。因为我们不知道化疗药物是否会渗入精液或阴道液中。阴道是一个吸收力极强的器官，尤其在接受刺激时。戴避孕套能够减少这些困扰，同时避免阴道刺痛感。

对于仍有生育机会的妇女来说，在理论上，如果化学物质被吸收的话，有可能损坏胚胎。

### 5. 患乳腺癌后，是否有比较适合的性生活姿势？

乳房切除后，许多女性不愿意他们的伴侣压在自己的身上或面对面的姿势。在这种情况下，女性在上的姿势比较好。经温柔、关爱的交流后可以找出最适合自己的方式。随着时间的转变，身体的状况也会有所改变，所以随时准备改变方式。

### 6. 如何克服疲倦的问题？

对于何时性生活需要保持弹性。尝试找出要求不高的性生活姿势，同时需要在双方都同意下进行，也不一定需要全程进行。

### 7. 乳房切除后，我觉得很难堪，但是仍然想进行性生活，有何建议吗？

可以先尝试与伴侣交谈，多数的女性发现她们伴侣对瘢痕的反应远远小于她们的想象。在坦诚地讨论过身体的变化后，大家心里都会轻松许多。

可以尝试在半暗半明的光线下进行性生活。切除乳房后，也有些女性说，戴着胸罩进行性生活让她们觉得比较性感。如果您有义乳适用，可以遮盖瘢痕。您也可以考虑穿着让您伴侣兴奋又能遮掩瘢痕的性感内衣。

# 第三节　健康与性相得益彰

乳腺癌造成的性问题可能很不相同，有些可能是暂时性的，有些可能是永久性的，即使是永久性的，也有办法克服。对一个乳腺癌患者来说，恢复身体性欲的享乐非常重要。在前几月，夫妻互相爱抚，但不要求有性高潮。重新开始性生活的时候，记住不要急于性生活，最有效的方式是开始的时候很缓慢、温柔。记住，除了性高潮以外，还有许多能引起性欲的活动。伴侣温柔地爱抚手术后的部位，就是给对方一个珍贵的礼物——表示全心地接纳对方。

## 一、乳腺癌患者性生活关注要点

乳腺癌患者面对性问题时，几乎每个人的关注点都不同。有些人为失去身体的一部分感到哀伤或者愤怒，有些人则担心自己身体的变化不能适应性生活，这些慢慢被时间平复。不论您是否有性伴侣，乳腺癌不代表性生活的结束。性问题可能是暂时性的。

### 1. 沟通与信息

良好的沟通对健康的性关系非常重要。在乳腺癌治疗以前，您可以寻找更多有关应付不良反应的信息，以便先做准备。同时，您可以和配偶商量找出最好的解决办法。注意即使无法进行性生活，但是透过真诚的沟通，情感的亲密度也能够增加。

### 2. 承认需要

承认自己和伴侣的性需要是性生活健康的重要因素。受影响的不只是患乳腺癌的患者，看到配偶受到手术和其他治疗的煎熬，有时甚至比自己生病还要难过。

### 3. 伴侣的担心

有的时候是配偶有了性的问题。您的配偶也许担心您会受伤或不舒服而决定不与您亲近。也有些人误认为性生活可能会传染乳腺癌。您的伴侣也可能因为您的疾病而失去了"性"趣。如果不了解乳腺癌或情绪的低落会降低您的性欲，他们也可能有被您拒绝的痛苦。

### 4. 性欲的改变

承认伴侣的性欲改变或没有改变都很重要。压力大的时候，如果身体的接触让患者得到安慰，有的时候其性欲也可能增强。讨论如何自我刺激，可以降低因为伴侣性欲降低或性生活次数减少所带来的沮丧，这种情况虽然不是最理想的，但是可以解决彼此的需要，同时接受和尊重两个人性欲不协调的事实。

### 5. 重新开始

一个健康的性观念是对自己诚实。我们有权选择用什么方式表达自己的情感以及哪种性行为更合适自己。在患病后，有些人说：①与配偶的关系更诚实。②对于想做的事，无论是性关系或其他的计划，都不再拖延。③对生命的看法更加实际。④对一些有兴趣的事说做就做。

### 6. 专业的帮助

重回正常生活的想法可能包括重新界定您的性生活。如果您发现事情不如您希望的顺利，最好尽早寻求帮助。性治疗专家或者辅导人员发现，许多人由于不愿意面对问题，使得彼此之间的关系逐渐恶化，最后不得不寻找帮助时，事情已经很难挽回。如果您觉得不好意思和医护人员谈，可以直接向心理辅导人员请教。

## 二、了解奇妙的性

### 1. 了解人体的性敏感地带

身体某些部位对性敏感，刺激后使人体有愉悦的反应。早期阶段伴侣之间的性关系往往是激情热烈，到了后期互相依赖、彼此熟悉的情感则占主要的部分。性行为或性态度也会改变，某个阶段可以使对方高兴的方式，在另外一个阶段或者不起任何作用。

如果对性问题能够采取随机应变和随遇而安的态度，比考虑什么是"正常"的做法更实际。您会发现乳腺癌和治疗意味着重新考虑如何给予和接受性欢乐。

除了女性生殖器官，女性性感的地带还包括乳房和乳头，被刺激的时候会变得敏感和坚挺。女性身体其他性感的部位还包括颈脖、膝盖后部、臀部以及大腿内侧，这些部位被触摸容易产生性欲，被称为性感区。

男性性器官很明显，因为其主要的部分都在身体外表，男性另外一部分的生殖系统——前列腺是在骨盆深处，包围着尿道最前面的一段，也就是与膀胱连接的一段。前列腺制造精液的一部分，并且帮助男性在高潮时创造一种强烈的感受。阴茎、睾丸和肛门是男性的性感地带。男人的胸部和乳头也很敏感。其他的敏感地带则因人而异。

### 2. 对性的渴求

男人和女人对性的要求不一样。譬如，大多数的女人发现自己在月经的周期、妊娠或哺乳期间以及停经后对性的需求有改变。性欲强弱取决于与伴侣的感情和关系。

### 3. 性的刺激

在性刺激的阶段，男女同时准备性生活。性生活情绪的产生，可能只是看到一个自己喜欢或渴望的人，或者被我们所爱的人触摸，或者触摸生殖器，或是只是性幻想等。性兴奋可能达到高潮，也可能达不到高潮。

### 4. 兴奋期

身体处于高度的兴奋状态。身体在这个阶段非常敏锐。

### 5. 性高潮

性高潮是身体经过一系列有节奏的收缩，譬如当男性射出精子时，当女性的骨盆、子宫和身体的肌肉收缩时。生理上的改变与心理上强烈的感受，使得性高潮让人觉得满足。虽然癌症和治疗可能阻碍高潮的经验，但总有办法处理。

### 6. 性欲的解除

这是在性刺激和高潮以后的阶段。这个时候身体会回到原来的状况。男性通常无法在短时间内再度兴奋，但许多女性如果实时再被刺激，可以又一次达到性高潮。但是当年龄增大，不论是男性或者女性，能够一再兴奋的能力会越来越弱。

### 7. 情绪对性欲和性冲动的作用

当我们的性欲被唤醒的时候，我们对性的渴望和冲动会使我们的行为不同。对性的渴望不是固定不变的，在人生不同的阶段都可能有改变。

降低性渴望的因素包括疲倦、压力、情绪改变（譬如焦虑）、改变避孕的方法、对自己身体不满意、人际关系遇到问题、过去性经验的创痛、过量的药物或酒精、对一成不变性生活的厌倦。心理状态对性的欲望有极大的影响。如果您很沮丧、焦虑或担心癌症治疗对人际关系带来的影响，在这种情况下，您的性欲很难被唤起。

### 8. 生理对性反应起的作用

在性欲被唤起的不同阶段，身体需要充分地配合。譬如，在性刺激、兴奋、高潮阶段都需要身体血液充分供应、骨盆附近的神经运作正常以及体内激素的供应平衡。

## 三、让爱情和性生活长存

当您的治疗仍然进行的时候，拥抱、亲吻和轻抚伴侣，甚至学会为伴侣按摩。患乳腺癌的一方，除了接受外，同时也可以为对方按摩、亲吻和轻抚。

有一些患者抱怨，他们的伴侣往往"自觉"需要肩负所有性的主动权，以满足对方的需要。其实，患乳腺癌的人不需要从性生活的"积极"角色中退休。

在治疗期间，双方都会经过一段困难的时期，但是可以发展适合自己的方式，因为"性"也是一种有效的治疗方式。

不论是在卧房内还是卧房外，您和伴侣都需要发展出一种有弹性、灵活和开放的性关系。譬如说，过去在性生活中，往往是由一个人主导，但是现在需要改变。原先双方最喜欢的性姿势，也可能在一段时间内不适用。您或伴侣过去可能视"性"主要的部分就是插入，但是插入的方式或许不再可能，所以双方必须试想许多不同的方法去感受性的欢愉。

在治疗的过程中，您和伴侣的情绪无法避免地会经过一番起落，这时两个人可以合看一本有关性的好书或者优质的录像带，想想如何重新开始共同的性爱生活。这对两个人都会有帮助。要记住，不只是患乳腺癌的一方受到疾病和治疗的影响。目睹我们所爱的人经过手术和其他的治疗有时比自己经过还要痛苦。有时也可能是乳腺癌患者的配偶有性的问题。

让您的伴侣了解您内心愤怒、痛苦或者其他的"负面情绪"。在婚姻的领域中，有些伴侣在表达自己情感时，一直是小心翼翼，有如走过地雷区一般，此时可把握机会向对方表达自己真实的情绪。过去隐藏的积怨或情绪对改善彼此的关系不会有任何帮助。以开放的态度沟通，对性、对乳腺癌都有积极的作用。

# 参考文献

[1] 中华人民共和国国家卫生健康委员会. 乳腺癌诊疗规范 (2018 年版) [J]. 肿瘤综合治疗电子杂志, 2019, 5 (03): 70-99.

[2] Goetz Matthew P, Gradishar William J, et al. NCCN Guidelines Insights: Breast Cancer, Version 3. 2018. [J]. Journal of the National Comprehensive Cancer Network : JNCCN, 2019, 17 (2) .

[3] 郑荣寿, 孙可欣, 张思维, 等. 2015 年中国恶性肿瘤流行情况分析[J]. 中华肿瘤杂志, 2019, 41 (1): 19-28.

[4] 徐波, 陆宇晗. 肿瘤专科护理[M]. 北京: 人民卫生出版社, 2018.

[5] Chatterjee D, Roy S, Hazra A, et al. Variation of adverse drug reaction profile of platinum- based chemotherapy with body mass index in patients with solid tumors: an observational study[J]. Indian J Pharmacol, 2014, 46 (2): 222-224.

[6] 吴宜群, 吴立娟. 电子烟危害及其监管现状[J]. 首都公共卫生, 2019, 13 (05): 223-225.

[7] 徐波. 化学治疗所致恶心呕吐的护理指导[M]. 北京: 人民卫生出版社, 2015.

[8] 陈歆妮, 陈映霞, 秦叔逵. 化疗相关性恶心呕吐 (CINV) 的药物防治及指南指导下的临床实践[J]. 临床药物治疗杂志, 2014, 12 (5): 7-11.

[9] NCCN. Clinical Pratice Guidelines in Oncology: Adult Cancer Pain. 2017.

[10] 邹艳辉, 刘景诗, 谌永毅. 自如应对肿瘤全书[M]. 北京: 化学工业出版社, 2015.

[11] 谢艳平, 邹艳辉. 肿瘤患者怎么吃[M]. 北京: 化学工业出版社, 2017.

[12] 于意. 肿瘤化疗药物应用中不良反应的临床研究[J]. 临床研究, 2018, 16 (10): 72.

[13] 吴沛宏. 肿瘤介入诊疗学[M]. 北京: 科学出版社, 2005.

[14] 姜大庆, 罗娅红. 乳腺恶性肿瘤[M]. 辽宁: 科学技术出版社, 2015.

[15] 肖书萍, 李玲, 等. 介入治疗与护理[M]. 北京: 中国协和医科大学出版社, 2010.

[16] 邹艳辉, 周硕艳, 等. 实用肿瘤疾病护理手册[M]. 北京: 化学工业出版社, 2018.

[17] 蒋天安. 肿瘤激光热消融治疗[M]. 北京: 人民卫生出版社, 2017.

[18] 王水, 姜军. 超声引导微波 (射频) 消融治疗乳腺纤维腺瘤专家共识[J]. 中华乳腺病杂志. 2018, 12 (6): 321.

[19] 中国加速康复外科专家组. 中国加速康复外科围手术期管理专家共识 (2016 版) [J]. 中华消化外科杂志, 2016, 15 (6): 527-533.

[20] 郁俊. 家属强化培训指导在肺癌患者术后康复中的应用[J]. 护理实践与研究, 2018.

[21] 周希蓓, 张仪芝, 陆唯. 门诊-居家康复运动对肺叶切除术患者身体活动量的影响[J]. 护理学杂志, 2016, 31 (18): 92-94.

[22] 中华人民共和国国家卫生健康委员会. 癌症疼痛诊疗规范 (2018 版) [J]. 临床肿瘤学杂志, 2018, 23 (10): 937-944.

[23] 北京市疼痛治疗质量控制和改进中心癌痛专家组. 北京市癌症疼痛管理规范 (2017 年版) [J]. 中国疼痛医学杂志, 2017, 23 (12): 881-889.

[24] 陆宇晗. 陈钒. 肿瘤姑息护理实践指导[M]. 北京: 北京大学医学出版社, 2017.

[25] 中国抗癌协会癌症康复与姑息治疗专业委员会 (CRPC) . 难治性癌痛专家共识 (2017 年版) [J]. 中国肿瘤临床, 2017, 44 (16): 787-793.

[26] 李德爱. 张文彬. 严敏. 临床疼痛药物治疗学[M]. 北京: 人民卫生出版社, 2015.

[27] 胡夕春, 王杰军, 常建华. 癌症疼痛诊疗上海专家共识[J]. 中国癌症杂志, 2017, 27 (4): 312-318.

[28] 钱进, 陈国萍. 食管癌患者的放疗并发症护理干预[J]. 临床医药文献电子杂志, 2019, 6 (02): 102.

[29] 胡夕春, 王杰军, 常建华, 等. 癌症疼痛诊疗上海专家共识 (2017 年版) [J]. 中国癌症杂志, 2017, 27 (4): 312-320.

[30] 柯丽莲, 郑丽雅, 陈凌群. 标准化皮肤护理干预对乳腺癌放疗后皮肤损害修复的影响[J]. 中国现代医生, 2018, 30.

[31] 韦忠琴. 饮食护理干预对放疗食道癌患者营养状况的影响分析[J]. 临床医学研究与实践, 2017, 2 (02): 163-164.

[32] 秦燕. 标准化皮肤护理干预在乳腺癌放疗患者中的应用观察[J]. 山西职工医学院学报, 2017, 27 (06): 72-73.

[33] 张男男, 马睿, 韩晶, 等. 综合护理干预对乳腺癌放疗患者生存质量的影响[J]. 中国实用医药, 2017, 12 (36): 168-169.

[34] 杜钢. 个体化干预缓减放疗副作用体会[J]. 包头医学, 2015, 39 (03): 143-144.

[35] 高春林, 戴小军. 张晓春治疗癌因性疲乏经验[J]. 中医学报, 2019 (03): 517-520.

[36] 胡凯, 王仁生. 放射性肺损伤的相关影响因素[J]. 广西医科大学学报, 2019, 36 (02): 316-320.

[37] 石汉平, 凌文华, 李薇. 肿瘤营养学[M]. 北京: 人民卫生出版社, 2012.

[38] 于康, 李增宁, 丛明华, 等. 恶性肿瘤患者康复期营养管理专家共识[J]. 营养学报, 2017, 39 (04): 321-326.

[39] Hershman D L, Iacchetti C, Dworkin R H, et al. Prevention and management of chemotherapy-induced peripheral neuropathy in survivors of adult cancers: American society of clinical oncology clinical[J]. J Clin Oncol, 2014, 32 (18): 1941-1967.

[40] 刘倩欣, 向倩, 张卓, 等. 乳腺癌患者化疗药物不良反应情况及影响因素分析[J]. 中国临床药理学杂志, 2018, 34 (04): 475-478.

[41] 秦冬岩, 李洪莲, 孙莉. 护理干预对卵巢癌化疗患者周围神经毒性及生活质量的影响[J]. 齐鲁护理杂志, 2016, 22 (02): 83-84.

[42] 郭杰. 综合护理干预对卵巢癌化疗患者周围神经毒性反应及预后的影响[J]. 医疗装备, 2018, 31 (06): 173-174.

[43] 王荫科. 乳腺癌术后 TEC 与 EC 序贯 T 辅助化疗疗效和安全性临床分析[J]. 北华大学学报 (自然科学版), 2018, 19 (01): 77-81.

[44] 陆娟. 甲钴胺在乳腺癌多西紫杉醇化疗所致外周神经毒性中的防治效果分析[J]. 中国实用医药, 2016, 11 (27): 204-205.

[45] 李媛媛. 硫辛酸联合甲钴胺治疗乳腺癌放化疗所致周围神经毒性的疗效观察[J]. 保健医学研究与实践, 2015, 12 (05): 43-44.

[46] 顾晓文, 陈平, 张超杰. 胸腔内留置中心静脉导管并高聚金葡素、白介素-Ⅱ加顺铂联合灌注化疗控制乳腺癌术后恶性胸水的疗效观察[J]. 中国社区医师, 2015, 31 (13): 61-62.

[47] 考重燕. 胸腔灌注化疗联合中药外敷治疗恶性胸腔积液的观察和护理[J]. 中国医药指南, 2017, 15 (22): 28-29.

[48] 龚红英, 李兰. 恶性胸腔积液腔内化疗的护理[J]. 中国社区医师, 2015, 31 (18): 130, 132.

[49] 黄秀霞, 李想才, 徐稳深. 化疗药物胸腔灌注联合热疗治疗恶性胸腔积液的临床护理体会[J]. 哈尔滨医药, 2018, 38 (02): 196-197.

[50] 范宜锋, 邹庆华, 李晓静, 等. 恩度胸腔灌注方案联合 DP 静脉化疗治疗乳腺癌恶性胸腔积液的效果分析[J]. 实用癌症杂志, 2018, 33 (07): 1175-1177.